辨证论治·四诊合参·方证分析

乔通湖 临证经验集

LINZHENGJINGYANJI

乔通湖 主编

中医古籍出版社
Publishing House of Ancient Chinese Medical Books

图书在版编目（CIP）数据

乔通湖临证经验集 / 乔通湖主编 . — 北京：中医古籍出版社，2024.2
ISBN 978-7-5152-2670-5

Ⅰ.①乔… Ⅱ.①乔… Ⅲ.①中医临床—经验—中国—现代 Ⅳ.① R249.7

中国国家版本馆 CIP 数据核字（2023）第 101405 号

乔通湖临证经验集
乔通湖 主编

策划编辑	王　梅
责任编辑	王　梅　赵月华
封面设计	王　磊
出版发行	中医古籍出版社
社　　址	北京市东城区东直门内南小街 16 号（100700）
电　　话	010-64089446（总编室）010-64002949（发行部）
网　　址	www.zhongyiguji.com.cn
印　　刷	北京市泰锐印刷有限责任公司
开　　本	880 mm×1230 mm　1/32
印　　张	8.125
字　　数	181 千字
版　　次	2024 年 2 月第 1 版　2024 年 2 月第 1 次印刷
书　　号	ISBN 978-7-5152-2670-5
定　　价	68.00 元

《乔通湖临证经验集》编委会

主　编
乔通湖

副主编
张小刚　乔维文　宋开夏

编　委
米　斌　赵艳玲　王　玉　何雅强
任　涛　晋　淼　燕　霞　常　明

魏序

中医药学历史悠久，博大精深，需要传承、创新，只有在继承的基础上，通过临床实践，不断充实、完善，才能赋予中医药更强的生命力。山西省省级名中医、主任中医师、硕士生导师——乔通湖，悬壶三贤热土近40载，仁心仁德付诸临床，复年复日笔耕不辍。30年前曾在中国中医科学院广安门医院进修学习，回当地医院后创建了糖尿病专科，不断发展壮大成为省级重点专科，为当地百姓健康做出了积极贡献。经过多年临床实践积累总结，形成《乔通湖临证经验集》一书。

通阅书稿，临证验案资料翔实，读后颇受启发。该书的编写，以体现简单实用为指导，其临证思路、处方用药、辨证加减，皆通过真实有效案例进行讲解，病案名称以方名和西医病名结合，分析说理，思路清晰，具有很强的临床指导和实用性。

通湖勤于临证，积累了丰富的临床经验，形成了独特的学术观点。书中精选案例体现其对疑难杂病的治疗当以脉诊为中心辨证论治，运用经方方证相应，加上专病专药画龙点睛，在临床上获得了显著的效果，充分体现中医药临床疗效强大的生命力。

本书对糖尿病的理论梳理及治疗特色也是值得一提的，如认为糖尿病的发病病机关键是脾气虚，以益气养阴为法治疗糖尿病，益气活血、从"痰"论治糖尿病并发症；注重辨证施治，调理整体阴阳，七情致病不可忽视；"补肾"应贯穿糖尿病始终。同时介绍了糖尿病治疗验方及特殊疗法，集中医特色诊疗之大成，可开拓临床思路，提高临床疗效，为临床诊治提供更多参考。

今通湖主任临证经验集出书在即，捷足先阅，深感兴奋，欣然受邀作序，希望他的学术观点和临床经验发扬光大！

中国中医科学院广安门医院主任医师
教授，医学博士，博士研究生导师，博士后合作导师
科研处处长 中央保健会诊专家

2023 年 3 月 31 日于北京

主编乔通湖序

本书以100多首经方及时方、验方，贯穿介绍90多例临床常见病、疑难病的诊疗医案及心得感悟。每一病证分别从辨证论治、四诊合参、方证分析等方面展开讨论，综合分析每个病案。其中，辨证论治注重方证相应，每一个医案都是作者行医多年来运用辨证论治取效的典型案例。同时，医案分析介绍了作者对该病的心得体悟，又对该病案的辨证要点、专病专方及专病专药等进行了详细解读。

全书有三部分，第一部分是工作室介绍，第二部分是医案精选，第三部分是糖尿病的医论医话。作者在继承先贤经验的基础之上，结合多年临床经验，提出多种个人治病上的学术观点，如提出糖尿病并发症的治疗，应从"痰"论治；目前糖尿病的治疗早期多采用双胍、磺胺类降糖药物，降糖容易，"伤肾"也容易，故"补肾"应贯穿糖尿病始终；总结了一些治疗糖尿病及其并发症的中医特色疗法，验之临床，疗效显著，以供广大读者参考借鉴。

　　余临证近40年来，曾有幸得到北京广安门医院研究员林兰及魏军平主任团队等恩师的悉心指点，在阴阳辨证、经方、脉诊、糖尿病等领域略有所悟，实用于中医临床常见病及疑难病的诊疗，疗效显著。余把个人临床积累的经验毫无保留地全盘托出，以期帮助更多的年轻中医走捷径、早成才，为中医药爱好者提供一些经验以供参考。

　　值此新书出版之际，有幸承蒙山西省卫生健康委员会、山西省中医药管理局、晋中市、介休市主管部门的支持与鼓励，荣获"省级名中医"，命名"名中医工作室"等荣誉，对余工作褒奖，在此余郑重感谢在中医之路上给予自己启迪与帮助的各位领导和恩师！

　　书中观点乃个人经验所得，尚存在很多局限性，望各位同道批评指正。

前言

乔老师从医近四十年，擅长应用中医药治疗糖尿病及其并发症，亦擅治肺系和脾胃系等内科疑难杂症，临床每有效验。吾等有幸从师学习，颇得恩师悉心教诲，受益良多，真切体会到老师治学之严谨，治病之独到。老师临床几十载，救人无数，现值老师喜获2022年山西省卫生健康委员会、山西省中医药管理局确定的"乔通湖省级名中医传承工作室"之际，将老师临证经验及部分经典医案总结成册，作为献礼。

老师治学严谨，勤勉苦读，尤推崇《黄帝内经》《伤寒论》《金匮要略》等，同时对孙思邈、张锡纯等诸家著作和学术成就有很深的研究。他常说这些书都有很高的临床指导价值，教导我们不但要勤于学习，还要善于学习，同时体现在临床实践中，"纸上得来终觉浅，临床实践才知深"。他教导我们读书学习不要局限于书本身，要引申扩展相关知识，或鉴别诊断，或难点重点分析，或进一步提出某些观点，以使阅一而知三。就是要分析总结，要在临床实践中进一步体会、总结、思考以及深入研究，这样才能融会贯通，真正地指导临床实践。

老师从医四十余年，在长期的医疗实践中，集先贤之精华，结合临床经验逐渐形成了自己的学术观点。他理论基础扎实，融通中西，尤其对消渴病（糖尿病）及并发症的治疗，提出了益气养阴治疗消渴病、益气活血治疗并发症的观点，认为"脾气虚"是发病之关键，脾虚气化不利，诸证丛生，波及他脏，治疗上注重辨证施治，调整整体阴阳，七情致病不可忽视，根据病人不同体质，不同病因病机，整体调理，同时在治疗过程中，强调必须调理"七情"才能达到治疗目的。

本书主要为乔老师经典方剂的临证实践录及平素临床总结的医论医话。其中搜集整理他的经典医案，并从病案本身出发，分析辨证思路、立法选方、遣方用药等。之后附以乔老师平素临床教学中的学术观点，医论医话，选取临床疗效确切、辨证思路独特的文章，供读者参考，不足之处，还请指正。

弟子：张小刚
2022年冬

目录

第一部分　简介

第一节　个人简介 ·· 02
第二节　工作室情况 ·· 03

第二部分　病案精选

一、循环系统疾病 ··· 08

001 桂枝甘草龙骨牡蛎汤合理中丸加减治疗心脏神经
官能症案 ··· 08
002 真武汤加减治疗高血压病案 ······························· 09
003 真武汤加减治疗高血压病案 ······························· 11
004 大柴胡汤加减治疗高血压病案 ··························· 13
005 桂枝甘草龙骨牡蛎汤加减治疗失眠案 ················ 15
006 黄连阿胶汤合百合地黄汤加减治疗失眠案 ········· 17
007 温胆汤加减治疗不稳定型心绞痛案 ···················· 18

008 半夏白术天麻汤加减治疗反复眩晕案 ·················· 19
009 半夏白术天麻汤合防己黄芪汤加减治疗高血压肾病案 ······ 21
010 十味温胆汤合小陷胸汤加减治疗心绞痛案 ·················· 22
011 血府逐瘀汤合酸枣仁汤、甘麦大枣汤加减治疗
　　抑郁症案 ··· 23
012 黄连温胆汤合酸枣仁汤加减治疗神经衰弱案 ············· 25
013 桂枝加附子汤加减治疗自主神经功能紊乱案 ············· 27
014 柴胡温胆汤加减治疗失眠案 ································ 28

二、呼吸系统疾病 ··· 30
015 桂枝汤加减治疗不明原因发热案 ·························· 30
016 小青龙汤加减治疗顽固性咳嗽案 ·························· 31
017 小青龙汤加减治疗慢性咳嗽案 ····························· 32
018 小青龙汤合苓桂术甘汤加减治疗支气管炎案 ············· 33
019 射干麻黄汤加减治疗支气管肺炎案 ························ 35
020 补中益气汤加减治疗长期发热案 ·························· 36
021 射干麻黄汤合麻黄附子细辛汤加减治疗哮症案 ·········· 38
022 五苓散加减治疗咳嗽伴遗尿案 ····························· 39
023 六一散加减治疗婴幼儿高烧案 ····························· 41
024 小青龙汤加减治疗病毒性肺炎案 ·························· 42
025 桂枝加厚朴杏子汤加减治疗小儿哮喘案 ·················· 45

三、消化系统疾病 ··· 46
026 血府逐瘀汤加减治疗慢性胃炎案 ·························· 46
027 理中丸加减治疗胃肠型感冒案 ····························· 48

028 附子理中丸合四神丸加减治疗慢性腹泻案 …………49
029 金铃子散合失笑散加减治疗慢性糜烂性胃炎案 ………51
030 芍药甘草汤合增液汤加减治疗功能性便秘案 …………52
031 理中汤合四神丸加痛泻要方加减治疗慢性腹泻案 ……54
032 益胃汤加减治疗功能性胃肠病案 ……………………55
033 补中益气汤加减治疗慢性胃炎案 ……………………57
034 清胆汤加减治疗慢性胆囊炎案 ………………………58
035 苓桂术甘汤合理中丸、半夏厚朴汤加减治疗神经性
呕吐案 …………………………………………………60
036 大柴胡汤加减治疗慢性胆囊炎案 ……………………61
037 益胃汤合芍药甘草汤加减治疗慢性胃炎案 …………63
038 黄芪建中汤合良附丸加减治疗胃溃疡案 ……………65
039 附子理中汤合赤石脂禹余粮汤加减治疗慢性腹泻案 …66
040 赤石脂禹余粮汤加减治疗顽固性腹泻案 ……………68
041 黄土汤加减治疗上消化道出血案 ……………………70
042 半夏泻心汤加减治疗慢性胃肠炎案 …………………72
043 半夏泻心汤加减治疗慢性胃炎案 ……………………73

四、泌尿系统疾病 …………………………………………75
044 甘姜苓术汤加减治疗前列腺增生案 …………………75
045 肾着汤加减治疗遗尿案 ………………………………76
046 理中汤合四神丸加减治疗神经性尿频案 ……………78
047 苓甘五味姜辛汤合小柴胡汤加减治疗咳嗽伴遗尿案 …79
048 五苓散加减治疗尿频案 ………………………………81

049 八味肾气丸合缩泉丸加减治疗尿频案 ·················· 83
050 桂枝甘草龙骨牡蛎汤加减治疗阳痿案 ·················· 84
051 乌梅丸合桂枝茯苓丸加减治疗遗精案 ·················· 87
052 桂枝苓胶汤加减治疗尿路感染案 ······················ 88

五、内分泌系统疾病 ······································· 90

053 芍药甘草汤加减治疗不安腿综合征案 ·················· 90
054 四神煎加减治疗膝关节积液案 ························ 92
055 猪苓汤加减治疗急性膀胱炎案 ························ 93
056 黄芪桂枝五物汤加减治疗糖尿病合并周围神经病变案 ····· 94
057 小柴胡汤合五苓散加减治疗特发性水肿案 ·············· 96
058 真武汤合当归芍药散加减治疗水肿案 ·················· 99
059 桂枝芍药知母汤合四妙散加减治疗痛风案 ············· 101
060 乌梅丸加减治疗干燥综合征案 ······················· 103
061 乌梅丸加减治疗干燥综合征案 ······················· 104
062 柴胡桂枝干姜汤合四逆散加减治疗糖尿病案 ··········· 106
063 真武汤合当归四逆汤加减治疗糖尿病案 ··············· 108
064 乌梅丸加减治疗亚急性甲状腺炎发热案 ··············· 110

六、妇科病症 ··· 111

065 当归四逆汤合吴茱萸生姜汤加减治疗痛经案 ··········· 111
066 当归芍药散加减治疗月经量少案 ····················· 113
067 桂枝甘草龙骨牡蛎汤加减治疗更年期综合征案 ········· 115
068 温经汤加减治疗痛经案 ····························· 116
069 桂枝茯苓丸合麻黄附子细辛汤加减治疗月经先期案 ····· 118

070 香砂六君子汤加减治疗妊娠剧吐案 ……………………119
071 竹叶汤合小柴胡汤加减治疗产褥热案 …………………121
072 大青龙汤合苍术薏苡败酱草桔梗赤小豆当归汤加减
  治疗月经后期案 ……………………………………………122

七、五官科病症 ………………………………………………124
073 麻黄附子细辛汤加减治疗过敏性鼻炎案 ………………124
074 瓜蒌红花甘草汤加减治疗带状疱疹后遗神经痛案 ……126
075 潜阳封髓丹合诃子汤加减治疗慢性咽炎案 ……………127
076 五苓散加减治疗过敏性鼻炎案 …………………………129
077 半夏厚朴汤合桂枝茯苓丸加减治疗食管癌案 …………130
078 封髓丹合导赤散加减治疗复发性口腔溃疡案 …………132
079 小柴胡汤加减治疗慢性咽炎案 …………………………134
080 小柴胡汤合参茯五味芍药汤加减治疗神经性耳鸣案 ……135
081 甘草桔梗射干汤加减治疗急性扁桃体炎案 ……………137
082 乌梅丸合温经汤加减治疗面神经麻痹案 ………………138

八、颈腰病症 …………………………………………………139
083 桂枝加葛根汤加减治疗颈椎病案 ………………………139
084 半夏白术天麻汤加减治疗颈椎病案 ……………………141
085 甘姜苓术汤加减治疗腰肌劳损案 ………………………142
086 甘姜苓术汤合当归芍药散加减治疗腰痛案 ……………144
087 芍药甘草附子汤合甘姜苓术汤加减治疗腓肠肌
  痉挛案 ………………………………………………………146
088 真武汤合防己茯苓汤加减治疗腓肠肌痉挛案 …………148

089 麻黄附子细辛汤合阳和汤、芍药甘草汤加减治疗
腰椎间盘突出症案 ································· 149
090 葛根汤加减治疗颈椎病案 ······················· 151
091 桂枝新加汤加减治疗肩周炎案 ·················· 153
092 附子汤合甘姜苓术汤加减治疗腰痛案 ··········· 154
093 半夏天麻白术汤加减治疗椎动脉型颈椎病案 ···· 156
094 柴胡桂枝干姜汤加减治疗颈椎病案 ·············· 157
095 骨痹汤合活络效灵丹加减治疗腰椎间盘突出症案 ··· 158

九、其 他 ··· 160
096 仙方活命饮加减治疗丹毒案 ····················· 160
097 仙方活命饮加减治疗脉管炎案 ·················· 163
098 小续命汤加减治疗脑梗死案 ····················· 165
099 小柴胡汤加减治疗带状疱疹案 ·················· 167

第三部分　医论医话

第一节　糖尿病概说 ································· 172
第二节　糖尿病中医辨证分型 ······················· 173
第三节　糖尿病中医辨证分型治疗 ·················· 176
第四节　糖尿病并发症中医治疗 ···················· 181
第五节　糖尿病中医特色疗法 ······················· 183
第六节　糖尿病民间中医食疗法 ···················· 185
第七节　从痰论治糖尿病并发症 ···················· 187

第八节 从肾论治糖尿病……190

第九节 中西医结合治疗糖尿病……192

第十节 糖尿病患者不宜晨练……194

第十一节 糖尿病辨证论治策略……196

第十二节 老年人糖尿病（消渴病）临床分期防治……200

第十三节 具有降血糖作用的中药……214

第十四节 糖尿病中医治法综述……216

第十五节 29种民间中医验方……219

第十六节 41个民间偏方治糖尿病……224

第十七节 药物熏洗治疗糖尿病……230

第十八节 药贴肚脐治糖尿病……234

第十九节 消渴兼证疖、痈及其中医治疗……235

第一部分 简 介

夯通湖临证经验集

第一节　个人简介

乔通湖，1965年出生，山西介休人，1985年9月参加工作，大学本科学历，主任中医师，山西中医药大学硕士研究生指导老师，晋中市首批名中医，山西省名中医。1985年7月毕业于大同医学专科学校中医专业，2005年7月毕业于甘肃中医学院，现任介休中医医院院长。

曾任中华中医药学会心病专业委员会委员，全国中西医结合糖尿病学会会员，晋中中医学会第四、第五届理事会副理事长，河南省中西医结合协会糖尿病分会委员，介休市第四、第五届政协委员，现任中国中医药信息学会风湿病分会特聘一级专家兼理事，中国民间中医医药研究开发协会沈氏女科分会常务理事，晋中中医学会第六届理事会副理事长。

曾随中国中医科学院广安门医院林兰研究员团队及魏军平主任进修糖尿病临床学习，回院成立了糖尿病专科，且任糖尿病专科学科带头人，多年来一直坚持临床工作，擅长对消渴病（糖尿病）及并发症的治疗，积累了丰富的经验，提出了"益气养阴治疗消渴病，益气活血治疗并发症"的观点。主持研制的降糖活血胶囊经山西省食品药品管理局审批作为院内制剂投入临床使用，且获国家专利保护，疗效显著。2023年主持省级课题"消渴益肾方治疗糖尿病肾病患者的临床研究"。

第二节 工作室情况

一、传承人简介

乔通湖，主任中医师。曾多次参加全国中西医结合糖尿病学术研讨会，有《糖尿病并发症的中西治疗近况》《糖尿病性胃麻痹临床经验》《消渴丸治疗气阴两虚型糖尿病临床研究报告》《老年糖尿病辨治之浅见》《降糖活血胶囊治疗糖尿病并发症180例观察》等十多篇论文在国内期刊上发表，参与并撰写多部医书：2007年主持撰写《非药物疗法与中医心病》；2008年参与编写《孔庆丰医疗经验》，任编委；2009年参与由晋中市中医学会主编的《晋中名中医经验集萃》一书，任该书领导工作委员会副主任及编写委员会编委；2018年参与编写《医林求索录——宋开夏临床经验集》，任副主编。2005年度被晋中市劳动竞赛委员会记"二等功"。2012年5月被授予"劳动模范"；2018年12月，山西省卫生健康委员会、山西省中医药管理局确定"山西省名老中医专家传承乔通湖工作室"；2021年12月介休市"智汇定阳"人才大会上确立"乔通湖名中医工作室"项目；2022年山西省卫生健康委员会、山西省中医药管理局确定"乔通湖省级名中医传承工作室"。

二、工作室成员

负责人：张小刚

继承人：张小刚　王　玉　何雅强　任　涛
　　　　晋　淼　常　明　燕　霞　乔永亮

三、诊疗理念

1. 循古训，探机理，消渴"脾气虚"为发病之要

糖尿病是一种常见内分泌代谢疾病，属中医"消渴病"范畴。悉心研读中医古典医籍，探求渊源，并积极吸取近年来糖尿病研究领域的新进展，结合自己的临床经验，形成自己的学术思想，认为糖尿病"脾气不足"是发病之关键，又因脾虚致诸证丛生，波及他脏。

2. 重辨证施治，调整体阴阳，七情致病不可忽视

辨证施治是中医学的基本特点，是理、法、方、药在临床过程中的具体应用。辨证是取效的前提，必须做到"准"；施治是取效的基础，要注意"活"。关于消渴病的病因病机，中医认为发病是多方面、综合性的，多先由肺、脾、胃、肾病，然后涉及其他脏腑，气血津液、阴阳，而后产生瘀血、痰浊等多种病理产物，发生多系统变证，临床上表现多样，变化复杂。因而在辨证时不可拘泥，而要从整体出发，采用多种辨证手法，采用多种治疗手段，才能有好的效果。

四、诊疗范围

1 型糖尿病、2 型糖尿病以及糖尿病急慢性并发症：糖尿病肾病、糖尿病周围神经病变、糖尿病足、糖尿病视网膜病变、糖尿病并发心脑血管病变等。

五、特色疗法

目前开展的与医疗相配套的中医特色护理项目有：TDP 神灯电磁波治疗仪、扶阳罐、蜡疗、微波治疗仪、穴位贴敷疗法、推拿按摩手法、耳穴埋豆、针灸、中药熏蒸室、中药足浴、耳穴按压、刮痧、拔罐、艾灸、热罨包等。病区正在进行有护无陪，落实生活护理、责任制护理、病区一体化管理的新模式，努力为病人提供安全、优质、满意的护理服务。

第二部分 病案精选

一、循环系统疾病

001 桂枝甘草龙骨牡蛎汤合理中丸加减治疗心脏神经官能症案

> 患者王某某，女，25岁，护士。

主诉：发作性心慌3个月。

病史：患者3个月前因刚进一新单位，工作繁忙劳累，夜班较多，出现心慌、心跳，伴气短、乏力、胸闷，查心电图提示频发室性早搏，曾予以稳心颗粒、归脾丸、炙甘草汤、柏子养心汤等加减治疗，均未见明显效果。经人介绍前来就诊。刻下：患者精神疲倦，自觉心慌、心跳明显，活动和安静休息时均明显，易紧张，夜间时伴有胸闷、呼吸困难、气短，手脚冰凉，无口干、口苦，纳眠差，小便清，大便溏，两日1次。舌淡胖，边有齿痕，苔白腻，脉沉。

中医诊断：心悸，心脾阳虚。

西医诊断：心律失常，频发室性早搏，心脏神经官能症。

治则：温阳化饮，镇心安神。

处方：桂枝甘草龙骨牡蛎汤合理中丸加减

龙骨45g（先煎）　　苍术15g　　制附子10g（先煎）　　茯苓30g

牡蛎45g（先煎）　桂枝30g　首乌藤30g　炙甘草15g
干姜10g

7剂，水煎服，每日1剂。

二诊：患者诉心慌、心跳症状较前明显减轻，紧张感较前明显减轻，纳眠改善。上方不变，继服10剂。

三诊：患者精神恢复，心慌、心跳、胸闷、呼吸困难、手脚冰凉等症状均已消失。上方去首乌藤，桂枝减为20g，龙骨、牡蛎均减为30g，继服7剂。

按语：患者精神疲倦，心慌、心跳，易紧张，辨证属心阳不振，方用桂枝甘草龙骨牡蛎汤，方中桂枝、炙甘草温补心阳；龙骨、牡蛎安神定悸；患者手脚冰凉，小便清，大便溏，舌淡胖，边有齿痕，苔白腻，脉沉微，辨证属脾阳虚，方用理中丸；患者舌淡胖，边有齿痕，为水饮凌心之证，故酌加茯苓振奋心阳，化气利水；加入首乌藤安神助眠，同时可以改善患者易紧张的情况。

002 真武汤加减治疗高血压病案

患者朱某某，男，59岁，退休职工。

主诉：反复发作性头晕、头胀半年。

病史：患者诉半年前因头晕、头胀、头痛至附近就诊发现血压高，当时血压180/100mmHg，遂按照医嘱开始服用降压药苯磺酸左氨氯地平片，5mg，每日1次，未规律监测血压，头晕、头胀、头痛略有缓解，但时有发作。遂来我处就诊。刻下：患者自诉头晕，头胀，头疼，下午为甚，晨起颜面部轻度浮肿，精神尚可，面色阴沉晦暗，口唇青紫（抽烟），无口干、口苦，小便量可，大便两日1次，先干后稀。舌质淡，边有齿痕，苔白腻，脉寸弦，关尺沉无力，就诊时血压165/95mmHg。

中医诊断：眩晕，脾肾阳虚兼有痰湿。

西医诊断：高血压病。

治则：温阳利水，活血降气，化痰除湿。

处方：真武汤加减

白术 20g	茯苓 30g	白芍 10g	当归 10g
川芎 10g	泽泻 30g	桂枝 20g	防己 15g
肉桂 10g	生姜 3片	牛膝 10g	陈皮 10g
竹茹 10g	制附子 10g（先煎）		

7剂，水煎服，每日1剂。嘱其每天清晨平卧状态下监测1次血压。

二诊：患者诉服完第5剂中药后头晕、头胀症状明显减轻，晨起时颜面部水肿消失，大便每日1次。服完7剂中药后晨起测血压平均值为142/88mmHg。嘱上方去防己，减桂枝为10g，生姜改为干姜10g，白芍调整为20g，加钩藤15g（后下）。继服7剂。

三诊：患者诉未再头晕、头痛、头胀，测血压为130～140/85～95mmHg，血压控制尚可，调整处方二陈汤加减，以祛痰除湿。

按语：患者头晕，晨起轻，午后重，每日不想喝水，小便量少，脉关尺沉无力，辨证属肾阳虚真武汤方证；面色阴沉晦暗，口唇青紫，苔白腻为痰湿证，《景岳全书·眩晕》言："丹溪则曰无痰不能作眩，当以治痰为主，而兼用他药。余则曰无虚不能作眩，当以治虚为主，而酌兼其标。孰是孰非，余不能必，姑引经义以表其大意如此。"故治疗以温阳利水，活血降气，化痰除湿。用附子、肉桂温补肾阳，两药配合，则补水中之火，温肾中之阳气；用白术、茯苓、泽泻、防己通利小便；生姜温散水寒之气；白芍开阴结，利小便，牛膝引药下行，直趋下焦，强壮腰膝，患者头胀，乃水气上冲所致，正合桂枝药证，桂枝平冲降逆，当归、川芎活血利水；酌加陈皮、竹茹行气祛痰除湿。

003 真武汤加减治疗高血压病案

患者梁某某，男，48岁，司机。

主诉：发现高血压病1年。

病史：患者1年前体检发现血压升高，当时血压160/100mmHg，后经人民医院确诊为高血压病，并给予降压药替米沙坦40mg治疗，每日1次。患者服药期间血压均正常，偶尔停药发现血压明显升高，甚至超过就诊前最高血压，患者因为需要终生服药而苦恼。经朋友介绍，为求中药彻底治愈高血压前来就诊。刻下：患者精神疲倦，口唇颜色发暗，白天欲寐，夜晚难以入睡，经常头晕，手脚冰冷，特别怕冷，口干不欲饮，无口苦，纳可，夜尿多，大便偏干，每日1次。舌质淡胖，边有齿痕，苔白腻，脉寸浮弦，关尺脉沉。就诊时血压154/101mmHg（患者身高174cm，体重54kg，偏瘦）。

中医诊断：眩晕，气滞，血瘀，脾肾阳虚，水气上冲。

西医诊断：高血压病。

治则：活血化瘀，温阳利水，引血下行。

处方：真武汤加减

茯苓15g	苍术15g	白芍15g	当归15g
川芎20g	泽泻15g	桂枝10g	桃仁15g
牡丹皮30g	怀牛膝30g	制附子15g（先煎）	决明子10g

7剂，水煎服，每日1剂。嘱患者每天清晨平卧位测3次血压，每次间隔5分钟以上，取平均值记录。注意餐后多走动，少吃肉食，多吃蔬菜，晚上早点休息。耳尖放血，每周2次。

二诊：患者血压平均值降至140/90mmHg，精神明显好转，服药期间白天不困，夜晚能正常入睡，头晕、手脚冰冷、怕冷、口干、夜尿多均明显改善，大便正常。附子减为10g，继服7剂。

三诊：患者血压平均值降至128/84mmHg，诸症消失，仅唇色较暗，患者特别感谢。半年后随访，患者血压未反弹，患者诉由于血压稳定，睡眠好，体重比半年前增加约6kg。

按语：《景岳全书·眩晕》言："丹溪则曰无痰不能作眩，当以治痰为主，而兼用他药。余则曰无虚不能作眩，当以治虚为主，而酌兼其标。孰是孰非，余不能必，姑引经义以表其大意如此。"患者精神疲倦,白天欲寐,经常头晕,手脚冰冷,特别怕冷,口干不欲饮,夜尿多,舌质淡胖,边有齿痕,苔白腻,关尺脉沉,辨证属少阴、太阴合病之真武汤方证,可温阳、利水、健脾燥湿;患者口唇颜色发暗,说明体内有瘀,舌质淡胖,边有齿痕,苔白腻,关尺脉沉,说明体内有水饮,故予桂枝茯苓丸可活血化瘀;同时配合当归芍药散以养血调肝、健脾利湿。方中加桂枝治气水上冲,加怀牛膝引血下行。嘱患者白天服完此方,因附子可兴奋阳气,故白天精神亢奋,夜晚自然进入抑制状态。

004 大柴胡汤加减治疗高血压病案

患者武某某,男,48岁,个体户。

主诉:发现高血压病3年余。

病史:患者体型肥胖(90kg),因工作原因经常应酬喝酒,经常熬夜,3年前因突然头晕至医院就诊发现血压升高,当时血压168/116mmHg,遂开始服用降压药治疗。刚开始服用1种降压药,耐药后服用3种降压药,血压仍控制不佳。经朋友介绍前来就诊。刻下:患者头晕,头痛,精神疲倦,面色、唇色发暗,腹部肥胖,烦躁易怒,口干、口苦、口臭,纳差,眠差,大便偏干,2～4日1次。舌质红,边有齿痕,苔黄腻,脉弦滑,就诊时血压170/108mmHg。

中医诊断：眩晕，少阳合阳明腑实证，兼有气滞血瘀。

西医诊断：高血压病。

治则：和解少阳，内泻热结，活血化瘀。

处方：大柴胡汤加减

柴胡 30g	茯苓 15g	桂枝 15g	桃仁 15g
黄芩 30g	枳实 20g	白芍 15g	当归 15g
川芎 15g	泽泻 15g	白术 20g	法半夏 10g
牡丹皮 30g	生大黄 5g（后下）	生石膏 30g（先煎）	

7 剂，水煎服，每日 1 剂。嘱患者每天清晨平卧位测 3 次血压，每次间隔 5 分钟以上，取平均值记录。尽量减少饮酒，注意餐后多走动，少吃肉食，多吃蔬菜，晚上早点休息。

二诊：患者诉服此方第 3 天血压平均值 160/102mmHg，7 剂服完血压平均值 154/98mmHg，烦躁易怒、口干、口苦、口臭均减轻，大便恢复正常。调方如下：

柴胡 30g	黄芩 30g	当归 15g	茯苓 15g
枳实 15g	川芎 15g	桂枝 15g	白芍 15g
泽泻 15g	桃仁 15g	生石膏 30g（先煎）	白术 20g
牡丹皮 30g	法半夏 10g	酒大黄 5g（后下）	

7 剂，水煎服，每日 1 剂。嘱患者继续每天清晨平卧位测 3 次血压，每次间隔 5 分钟以上，取平均值记录。

三诊：患者诉服上方第 4 天血压平均值 148/94mmHg，7 剂服完血压平均值 140/89mmHg，烦躁易怒显著减轻，无口干、口苦、口臭，大便正常，面色、唇色仍较暗。守方继服 7 剂。

四诊：患者血压平均值132/82mmHg，诸症消失，仅面色、唇色较暗。1年后随访，患者血压未反弹，患者诉近1年减肥超过20kg。

按语：患者为中年男性，平素喜饮酒，肝火旺盛，加之其饮食起居失于调摄，致使中土运化失职，痰饮之邪内生，肝风夹痰上扰清窍，则头晕；肝木乘脾，少阳枢机不利，相火不降，循经上扰头目，故见头痛；肝火灼伤津液，故见口干、口苦、口臭；中土斡旋失司，则纳差，阳明不降，则大便不解。舌红，苔黄腻，脉弦滑为少阳枢机不利，相火不降，痰饮内蕴之象。四诊合参，此病病位在少阳，涉及太阴、阳明。治当和解少阳、降阳明，同时注意固护中土。故用大柴胡汤方证可和解少阳、清热散结，加石膏可清热泻火、除烦止渴；面色、唇色发暗属有瘀，腹部肥胖为痰湿内蕴方，证舌质红，边有齿痕，苔黄腻，亦说明体内痰湿较盛，有血瘀，故予以桂枝茯苓丸可活血化瘀、消肿散结，当归芍药散可养血调肝、健脾利湿。

005 桂枝甘草龙骨牡蛎汤加减治疗失眠案

患者李某某，女，47岁，护士。

主诉：入睡困难10余年。

病史：患者10年前因工作压力大开始出现入睡困难，当时自觉心情压抑，白天精神疲倦，夜间困而难眠。曾在省内多家医院进行中西医治疗,效果欠佳,并多次看过心理医生,起初服用西药尚有效果,时间一长效果渐渐不明显,经朋友介绍前来就诊。刻下:患者精神疲惫,经常自觉心慌害怕,遇事紧张、口干欲饮,但饮水稍多便觉不舒服,无口苦,纳差,二便正常。舌质淡,边有齿痕,苔白腻,脉沉迟细。

中医诊断:不寐心阳不足,水饮内停,心神失守。

西医诊断:失眠。

治则:温阳化饮,潜心安神。

处方:桂枝甘草龙骨牡蛎汤加减

| 茯苓30g | 桂枝30g | 生姜3片 | 首乌藤30g |
| 炙甘草15g | 生龙骨45g(先煎) | 生牡蛎45g(先煎) | |

7剂,水煎服,每日1剂,并辅以心理疏导。

二诊:患者诉服药至第4天晚上已可入睡,心慌、害怕、紧张、口干等症状均已明显减轻。嘱上方继服10剂以巩固之,随访均已安睡。

按语:《素问·举痛论》言:"惊则心无所倚,神无所归,虑无所定,故气乱矣。"长期忧思不解,心气郁结,化火生痰,痰火扰心,耗伤心阳,心阳不足,心神不宁而心悸,心神失养而心悸、失眠。患者精神疲倦,心慌害怕,遇事紧张,辨证属心神失守,可以桂枝甘草龙骨牡蛎汤,温补心阳、安神定悸治疗;患者心慌,口干欲饮,但饮水稍多便觉不舒服,舌质淡,边有齿痕,苔白腻,辨证属阳虚水饮,可用茯苓甘草汤利尿发汗治疗,故两方合用疗效佳。

006 黄连阿胶汤合百合地黄汤加减治疗失眠案

患者陈某某,女,35岁,个体户。

主诉: 入睡困难半年余。

病史: 患者半年前剖宫产后开始出现入睡困难,当时考虑身体虚弱,住院静滴能量、氨基酸、参麦注射液和口服中药治疗,入睡困难不但没有改善反而日益严重,经朋友介绍前来就诊。刻下:心烦不眠,口苦、口干,手心发热,小便黄,大便正常。舌质淡,舌尖红,苔腻微黄,脉细数。

中医诊断: 不寐,血虚有热。

西医诊断: 神经性失眠。

治则: 清热养血。

处方: 黄连阿胶汤合百合地黄汤加减

黄连 10g   黄芩 15g   生地黄 40g   白芍 10g

百合 30g   首乌藤 30g   阿胶 10g   鸡子黄 1 个

7 剂,水煎服,每日 1 剂,中午睡前服三分之一,晚饭后至睡觉前服三分之二。

二诊: 患者诉服药当晚即可入睡。嘱上方继服 7 剂以巩固之。

按语:《景岳全书·不寐》言:"无邪而不寐者,必营气之不足也。营主血,血虚则无以养心,心虚则神不守舍。"患者产后失血,引起心血不足,心失所养,心神不安而不寐。患者心烦不眠,经常手心发热,易发脾气,口苦,舌尖红,寸脉浮数,为情志不遂,肝气郁结,邪火扰动心神,神不安而不寐,辨证属肝血不足,肝郁化火,可用黄连阿胶汤治疗。此方为治少阴阴虚阳亢、水不制火之方。邪从热化灼烧真阴,肾水不足而心火更炽,故见胸热、心烦不眠、舌红苔黄、脉象细数等,均属阴亏于下、虚火上炎之证。正如陈修园所谓"下焦水阴之气,不能上交于君火……上焦君火之气,不能下入于水阴",故心肾不交,水火不能相济。所以此方以黄芩、黄连直袭心火,除烦宁神;用阿胶以补肾阴,鸡子黄佐黄芩、黄连于泻火中生血养心;白芍佐阿胶以滋阴并敛阴气,配合百合地黄汤治疗可养阴清热、补益心肺使心肾交合,水升火降,阴虚阳亢之证则可自愈。

007 温胆汤加减治疗不稳定型心绞痛案

患者王某某,女,58岁,退休职工。

主诉:胸前区闷痛反复发作5年余,加重1周。

病史:患者因胸前区闷痛反复发作5年余,加重1周,经西医检查诊断为冠心病、心绞痛、高血压病2级。曾服参苓白术散治疗,服药后腹泻,服右归丸则感胃脘不适,服瓜蒌薤白半夏汤效果不明显。刻下:纳差,气短,胸闷,耳鸣,喉中痰多,疲乏无力,二便调,舌淡红苔浊,脉沉弱。

中医诊断:胸痹,痰湿阻滞。

西医诊断:冠心病,不稳定型心绞痛。

治则:健脾和胃,化痰利湿。

处方：温胆汤加减

竹茹 10g	法半夏 10g	胆南星 10g	丹参 20g
枳壳 10g	橘红 12g	茯苓 15g	白术 15g
柴胡 15g	瓜蒌 20g	薤白 15g	

7剂，水煎服，每日1剂，早晚分服。

服上方7剂后，胸闷、胸痛已不明显，纳食增加，精神好转，痰少。继续以上方调治月余，明显好转。

按语： 胸痹是临床上常见的疑难病，病机为本虚标实，心阳不足，痰瘀阻滞。张仲景认为胸痹是胸阳不振，下焦阴寒邪气上乘阳位所致，即阳微阴弦，故多以辛温通阳之剂治之。而近代研究冠心病多从"瘀"字着手，强调活血化瘀。本虚有心阳（气）虚、心阴（血）虚，标实主要为痰瘀。患者以痰浊为多，故在仲景辛温通阳的基础上，加甘温健脾法，既益气，又温通化浊，以温胆汤加味为主方治疗，加白术、瓜蒌、薤白宽胸散结，加柴胡推陈致新。

008 半夏白术天麻汤加减治疗反复眩晕案

患者王某，女，39岁，农民。

主诉：间断头晕3年，加重5天。

病史：患者反复眩晕3年，5天前无明显原因又出现头晕，伴天旋地转、恶心、耳鸣、听力下降、头痛、肢体活动障碍，持续2～3分钟后可自行缓解。其后上述症状反复发作，持续数分钟后自行缓解。患者就诊当地医院查即刻血糖为 19.18mmol/L，糖化血红蛋白为 14.7%，血脂示：胆固醇 5.31mmol/L，头颅核磁示：脑桥、胼胝体亚部、左侧大脑半球多发脑缺血及梗死灶。在该医院行系统治疗后症状未明显缓解。刻下：间断头晕，神疲乏力，神志清楚，精神、纳食欠佳，睡眠一般，3日未大便，舌苔白腻，脉弦滑。

中医诊断：眩晕病，风痰上扰证。

西医诊断：脑梗死。

治则：化痰息风，健脾祛湿。

处方：半夏白术天麻汤加减

法半夏 15g	陈皮 12g	茯苓 15g	甘草 8g
白术 15g	天麻 15g	泽泻 15g	桂枝 20g
白芍 20g	枳实 12g	厚朴 10g	大黄 6g（后下）
桃仁 15g	防风 12g	杏仁 15g	牡蛎 20g（先煎）
地龙 10g	干姜 10g	柴胡 12g（后下）	丹皮 15g

人参 10g（另煎）

患者服用 5 剂后眩晕症状明显好转，感睡眠差，原方加龙骨 20g（先煎）、炒酸枣仁 15g；大便通畅，去大黄，人参改为 6g。

按语：《素问·五运行大论》曰："其不及则己所不胜侮而乘之，己所胜轻而侮之。"土虚木横，肝木乘脾土，遂成肝风内动，挟痰上扰清空之证。《素问·至真要大论》云："诸风掉眩，皆属于肝。"风性善行而数变，主动摇，肝风内动，则头眩物摇；又痰浊上逆，浊阴不降，阻遏清阳，故眩晕之甚，自觉天旋地转，遂作恶心呕吐。痰湿中阻，则胸闷。舌苔白腻，脉弦滑，皆为风痰上扰之象。脾湿生痰，为病之本；肝风内动，风痰上扰，为病之标。本病重点是痰与风，故以化痰息风治标为主，健脾祛湿治本为辅。方中以半夏、天麻为君。半夏性温味辛，燥湿化痰，降逆止呕之力颇强，意在治痰。二药合用为主药，以治风痰眩晕头痛；白术、茯苓健脾祛湿，以治生痰之源，为辅药；陈皮理气化痰，甘草、干姜等调和脾胃，均为佐使药。诸药相合，方简力宏，共同体现化痰息风、健脾祛湿之功。

009 半夏白术天麻汤合防己黄芪汤加减治疗高血压肾病案

患者王某某，女，34岁，教师。

主诉：双下肢水肿1个月。

病史：患者既往高血压病史2年，血压最高达170/100mmHg，间断不规则服用降压药，平日未监测血压。近1个月感觉腰酸痛，腿肿，诊查尿常规示：尿蛋白（+++）、尿潜血（++），24小时尿蛋白定量为1.58g，肾功能在正常范围内，血压150/90mmHg。刻下：患者头晕，头沉，有时头痛，腰酸痛，胸闷，时恶心呕吐，心烦，纳呆，夜寐差，双下肢水肿（++），眼肿，舌胖苔腻，脉弦滑。

中医诊断：水肿痰湿阻滞，脾虚水停。

西医诊断：高血压性肾病。

治则：健脾固肾，利尿消肿。

处方：半夏白术天麻汤合防己黄芪汤加减

法半夏 15g　　白术 20g　　天麻 15g　　生黄芪 30g
防己 20g　　　芡实 20g　　荔枝核 20g　　茯苓皮 20g
大腹皮 20g　　桑白皮 20g　　萹蓄 20g　　石韦 20g

7剂，水煎服，每日1剂，早晚分服。

二诊：患者药进7剂后，头晕、水肿明显减轻。用上方加减再服2个月，症状基本消失，尿蛋白转阴，至今未复发。

按语：方中生黄芪、白术健脾祛湿，防己利尿消肿，三者均有明显的降压作用。防己、黄芪二药合用益气利水相得益彰，芡实、荔枝核固肾强壮腰膝，茯苓皮、大腹皮、桑白皮行气利水，萹蓄、石韦利尿消肿，全方共奏补肾健脾、利尿消肿之功。患者药进7剂后，头晕、水肿明显减轻，用上方加减再服2个月，症状基本消失，尿蛋白转阴，至今未复发。

010 十味温胆汤合小陷胸汤加减治疗心绞痛案

患者窦某某，男，46岁，教师。

主诉：胸闷短气，心痛彻背半个月。

病史：患者3年前曾因心前区疼痛，在某医院诊断为冠状动脉粥样硬化性心脏病，心痛频繁发作，伴有心悸短气，心电图提示：冠状动脉供血不足，陈旧性心肌梗死。胸部摄片示：主动脉增宽，血压200/100mmHg，曾服中药50多剂，多为瓜蒌薤白半夏汤或炙甘草汤加减。刻下：胸闷短气，心痛彻背，并向左腋下和臂部放射,每日发作频繁,动则心悸汗出,头晕头痛,夜寐短少,纳食不佳,大便干结,间日一行,苔薄黄腻,舌淡红,脉弦滑。

中医诊断:胸痹痰热内蕴、肝阳上扰。

西医诊断:陈旧性心肌梗死,原发性高血压病。

治法:补益心气,清化痰热,平肝潜阳。

处方:十味温胆汤合小陷胸汤加减

党参 10g	茯苓 12g	制半夏 12g	枳实 10g
陈皮 6g	瓜蒌 12g	黄连 2g	炒酸枣仁 10g
远志 3g	石菖蒲 9g	生龙骨 15g(先煎)	珍珠母 30g(先煎)

患者服药后心痛次数减少至每日 1~2 次,继续原方加减 30 剂,诸症悉减。

按语:本例胸痹辨证非阴寒凝滞,亦非痰浊盘踞,故用瓜蒌薤白半夏汤等治疗少效,而是心气不足,痰浊日久化热,痰热内蕴,方用小陷胸汤清热化痰,宽胸散结;十味温胆汤益气宁心化痰,因胃纳不佳,故去熟地黄等滋腻之品,加石菖蒲既能化痰湿,又能健胃宁神;生龙骨、珍珠母既平肝潜阳,又安心神。

011 血府逐瘀汤合酸枣仁汤、甘麦大枣汤加减治疗抑郁症案

患者郑某某,女,65 岁,退休职工。

主诉:心情抑郁不舒伴心烦失眠半年余。

病史：患者因退休心情抑郁不舒，喜太息，伴见心悸胸闷，眠差梦多，渐至每夜只能睡2～3小时，心烦不安，做心电图检查，诊为供血不足、老年抑郁症等，多方治疗无效，经人介绍就诊。刻下：情志抑郁，胸闷胸痛，失眠多梦，每夜睡1～2小时或彻夜失眠，常无故悲伤欲哭，喜太息，对外界事物不感兴趣，时有轻生念头，心烦心悸，面色紫暗，面部色素沉着，唇暗，舌色紫暗边尖部有瘀斑，苔薄，脉弦涩。

辅助检查：心电图示：偶发室性早搏，T波改变。

中医诊断：郁证，气滞血瘀，肝阴不足，心血亏虚。

西医诊断：抑郁症。

治则：疏肝理气，活血化瘀，养阴清热，安神宁心。

处方：血府逐瘀汤合酸枣仁汤、甘麦大枣汤加减

柴胡15g	赤芍15g	炒枳壳15g	甘草10g
桃仁12g	红花10g	当归15g	川芎12g
生地黄20g	川牛膝10g	桔梗10g	浮小麦50g
大枣10个	炒酸枣仁30g	知母15g	茯苓30g
水蛭粉6g（冲）	生蒲黄15g（包煎）	佛手15g	夜交藤30g
龙骨30g（先煎）	牡蛎30g（先煎）	五灵脂10g（包煎）	

5剂，水煎服，每日1剂，早晚分服。

二诊：患者上药服至第3剂，每夜能睡5小时，心悸、心烦、胸闷感明显减轻，心情顿感舒展。5剂服完，已能睡7小时，诸症若失。因效果出人意料，患者要求再服5剂，以图根治。查面色转红润，色素沉着转淡，舌紫暗转红活，但瘀斑尚未全消，上

方继服 5 剂。愈后情况良好。

按语：《灵枢·邪客》曰："夫邪气之客人也，或令人目不瞑不卧出者，何气使然……今厥气客于五脏六腑，则卫气独卫其外，行于阳不得入于阴，行于阳则阳气盛，阳气盛则阳跷陷；不得入于阴，阴虚故目不瞑。黄帝曰：善。治之奈何？伯高曰：补其不足，泻其有余，调其虚实，以通其道而去其邪，饮以半夏汤一剂，阴阳已通，其卧立至。"肝喜条达而恶抑郁，长期心情郁闷不舒，则肝失疏泄，气机不利。气郁日久，影响血液运行，而为气滞血瘀之证，故心悸胸闷胸痛、失眠多梦等症作矣。方用血府逐瘀汤可活血化瘀，行气止痛合失笑散可活血化瘀，散结止痛；水蛭、佛手理气活血化瘀，气行则血行；甘麦、大枣甘缓润燥以养心气；酸枣仁汤养阴清肝，安神宁心；龙骨、牡蛎镇潜安神。怪病多痰，久病多瘀，本病虽表现复杂，但病机核心是气机升降失常，气滞血瘀，故调理气机升降，活血化瘀，是取得捷效的根本环节。

012 黄连温胆汤合酸枣仁汤加减治疗神经衰弱案

患者王某某，女，34 岁，职员。

主诉：心烦、失眠半年余。

病史：患者于半年前因劳累连续熬夜 4 天而致失眠，初起每夜能睡 4 小时左右，渐发展至彻夜不眠，偶尔入眠合目即多梦纷绉,为进一步诊治,特来我院门诊。刻下:不寐,胸闷,心烦,泛恶,嗳气,口渴欲饮冷水,身倦乏力,头昏头晕,舌红苔黄腻,脉滑数。

中医诊断:失眠,痰热中阻,神明被扰。

西医诊断:神经衰弱。

治则:清热化痰,养血安神。

处方:黄连温胆汤合酸枣仁汤加减

橘红 15g	法半夏 20g	茯苓 30g	甘草 10g
炒枳实 15g	竹茹 15g	黄连 10g	龙胆草 15g
肉桂 1.5g（冲）	赭石 30g（先煎）	夏枯草 30g	炒酸枣仁 60g
川芎 12g	首乌藤 60g	龙骨 30g（先煎）	

牡蛎 30g（先煎）

5剂,水煎服,每日1剂,早晚分服。

按语:《诸病源候论·虚劳病诸候·大病后不得眠候》曰:"大病之后,脏腑尚虚,荣卫未和,故生于冷热。阴气虚,卫气独行于阳,不入于阴,故不得眠。若心烦不得眠者,心热也;若但虚烦而不得眠者,胆冷也。"患者因劳累熬夜过度,心血暗耗,五志化火,炼津为痰,痰火内犯厥阴、阳明,神明被扰,阳不入阴而致失眠。治用黄连温胆汤清热化痰;龙胆草、夏枯草泻厥阴之相火;酸枣仁汤可养心血安神,龙骨、牡蛎、赭石滋肝阴、镇潜安神;黄连、肉桂、首乌藤交通心肾。诸药合用,清热化痰,养血安神。

013 桂枝加附子汤加减治疗自主神经功能紊乱案

患者钱某某，女，32岁，公务员。

主诉：汗出异常1年余。

病史：患者1年前产后出现汗出异常，经常性汗出如注，活动尤甚，怕风怕冷明显，伴有心慌心悸，胸闷气短，曾在本地医院多次就诊治疗，前医予谷维素片、补中益气汤、玉屏风散、桂枝汤等治疗，均无明显效果。经人介绍前来就诊。刻下：患者精神疲倦，面色苍白，怕风怕冷，动则尤甚，伴有心悸不安，无口干、口苦，纳可，眠差，容易醒，二便调。舌淡胖，边有齿痕，苔白，脉细无力。

中医诊断：汗证，心阳不足，营卫不和。

西医诊断：自主神经功能紊乱。

治则：温振心阳，调和营卫。

处方：桂枝加附子汤加减

桂枝15g　　白芍15g　　红枣15g　　制附子10g(先煎)

浮小麦60g　生姜5片　　龙骨30g(先煎)　牡蛎30g(先煎)

黄芪30g　　炙甘草10g

3剂，每日1剂，水煎两遍。嘱其忌食寒凉。

二诊：患者诉汗出、怕风均明显减轻。上方不变，继服7剂。

三诊：患者汗出、怕风等诸症悉除。上方继续调理半个月，同时建议患者注意锻炼身体。

按语：《伤寒论·辨太阳病脉证并治》言："太阳病，发汗，遂漏不止，其人恶风，小便难，四肢微急，难以屈伸者，桂枝加附子汤主之。"笔者体会桂枝加附子汤的方证是：汗多，经常性湿透内衣，怕风畏寒。本案患者自汗，汗后身凉，符合桂枝加附子汤的方证。桂枝加附子汤可温振心阳，固表止汗，调和营卫，酌加黄芪汤固表止汗，加龙骨、牡蛎可收敛止汗，加浮小麦养心气、益心阴。

014 柴胡温胆汤加减治疗失眠案

患者汪某某，女，50岁，职员。

主诉：失眠半年。

病史：患者近半年以来，因家庭和工作压力较大，思虑劳累过度，每于入夜难于入睡，西医予以西药调节神经、镇静安眠药无效；后某中医予以酸枣仁汤、补心丹效仍不显，多方治疗仍时轻时重，特来我院就诊。刻下：失眠，多梦，易惊醒，伴有轻度焦虑，胸闷心烦，泛恶，嗳气，伴有头重目眩，口苦，舌红苔黄腻，脉滑数。

中医诊断：失眠，胆热痰扰。

西医诊断：失眠。

治则：清化痰热，和中安神。

处方：柴胡温胆汤加减

柴胡 10g   法半夏 10g   党参 15g   炙甘草 5g

黄芩 10g　　　茯神 10g　　　枳实 10g　　　竹茹 10g
陈皮 10g　　　菖蒲 10g　　　远志 10g　　　龙骨 20g（先煎）
牡蛎 20g（先煎）　生姜 3 片　　　大枣 5 枚

6 剂，水煎服，每日 1 剂，早晚分服。

二诊：患者上方服至 3 剂能睡 4 小时，6 剂服完已能睡 6 小时左右，但仍易醒梦多。查其舌红转淡，舌上已生薄苔，脉数转缓，上方减去竹茹，调整龙骨、牡蛎各为 30g 以镇潜安神。

三诊：患者诉药后夜间易入睡，梦较少，情绪焦虑紧张较前明显好转。予原方 6 剂后继续善后，并嘱患者自我调节情绪，放松心态。半年后回访，患者诉半年前服用上方后睡眠等状况明显好转。

按语： 患者思虑劳累过度，致少阳胆气郁勃不舒，三焦气机不畅，痰浊内生，阻滞入夜后的阴气入阳，故出现失眠，治予柴胡温胆汤，以小柴胡汤舒少阳胆气，畅三焦气机，阻痰浊内生。方中半夏、陈皮、竹茹化痰降逆；茯神健脾化痰；枳实理气和胃降逆；胆气郁滞易生内热，与痰互结而成痰热，黄芩清心泻火，温胆汤有清胆化痰热之功，与小柴胡汤一起起到疏肝胆、化痰热、安魂魄、助睡眠的作用。另加入菖蒲、远志、龙骨、牡蛎进一步加强化痰开窍、宁心安神之功，全方取得了较好疗效。

二 呼吸系统疾病

015 桂枝汤加减治疗不明原因发热案

患者王某某，女，53岁，矿务局职工。

主诉：患者自诉阵发性发热汗出1年余。

病史：患者49岁绝经，既往有高血压病史10余年，现口服硝苯地平控释片30mg，每日1次，血压控制尚可。患者1年前无明显诱因阵发性发热汗出，发热时测体温不高，在36.5～37.0℃之间，热后汗出，汗出身凉。不伴头晕、心悸，口干，口苦咽燥。既往曾服无证用药，当归六黄汤、六味地黄丸无效。刻下：阵发性发热，热后汗出，汗出后自觉身冷，每日发作3～4次，饮食、二便尚可，舌淡白，脉缓软无力。

辅助检查：以前就医时曾予以查血常规、风湿系列、甲状腺功能化验系列、C-反应蛋白、肝功能、肾功能、胸片等，均无异常。

中医诊断：发热，营卫不和。

西医诊断：不明原因发热。

治则：调和营卫。

处方：桂枝汤

桂枝15g　　白芍20g　　生姜12g　　甘草6g

大枣6枚

6剂，水煎服，每日1剂，早晚分服。

按语：本案无典型的外感发热（体温升高），也无阴虚之五心烦热、盗汗等，二便调、纳可，可排除里证之发热汗出及阴虚发热汗出，乃营卫不和之发热汗出。营卫，即人体之阴阳，营卫不和即阴阳不和，故而发热汗出。《伤寒论》说："病人脏无他病，时发热自汗出而不愈者，此卫气不和也，先其时发汗则愈，宜桂枝汤。"桂枝汤发汗而又止汗，发汗而不伤正，止汗而不留邪，外能解肌散风，调和营卫，内能调和脾胃阴阳。待营卫相济，阴阳调和，各司其职，发热汗出自除。本方临床运用十分广泛，凡由气血失调、营卫不和引起的发热、汗出等证，均可用之，正所谓用桂枝汤"先其时发汗则愈"。

016 小青龙汤加减治疗顽固性咳嗽案

患者马某某，女，60岁，纱厂职工。

主诉：自诉患阵发性咳嗽2个月余。

病史：患者自诉2个月前喝冷饮后开始咳嗽，市西医院诊断为急性支气管炎，曾静点抗生素头孢噻肟钠注射液及阿奇霉素注射液1周效果欠佳。刻下：咳嗽呈阵发性、连续性，干咳无痰，伴有胸痹憋气闷，晚上较白天重。体温正常，纳可，大小便正常，舌淡白，舌苔薄白，脉沉细弦。

辅助检查：胸部正侧位片未见明显异常。

中医诊断：咳嗽，寒饮内停，肺失宣降。

西医诊断：急性支气管炎。

治则：温化寒饮，宣肺止咳。

处方：小青龙汤加减

麻黄 5g	桂枝 5g	干姜 5g	细辛 3g
法半夏 9g	白芍 9g	五味子 9g	甘草 6g

6剂，水煎服，每日1剂，早晚分服。

按语：本案为冷饮伤肺之阳气，"久咳多见肺家寒饮"，寒饮内停困阻肺气，肺失宣降，故而咳嗽，病在里，属肺，肺失宣降，故而咳嗽，属内伤病。借用《伤寒论》的小青龙汤温肺散寒，恢复肺之气机宣降功能。但是只用小剂量麻黄、桂枝、细辛以温通阳气，以祛除内伤之冷饮；不取小青龙汤大剂量发表，再加相对剂量较大的白芍、半夏、五味子走里，以引药达肺，温肺散寒，宣肺止咳。

017 小青龙汤加减治疗慢性咳嗽案

患者唐某某，男，50岁，公务员。

主诉：干咳1个月余。

病史：患者诉1个月前感冒咳嗽咳痰在附近门诊服用阿奇霉素、盐酸氨溴索片治疗1个月余，症状未见明显改善，咳嗽变成干咳无痰，且较前加重，经人介绍前来就诊。刻下：干咳无痰，夜间尤甚，精神疲倦，面浮无华，无恶寒发热，晨起口苦，口干不欲饮，咽痒如有异物感，小便正常，大便溏薄。舌质淡，苔白腻，脉关尺沉，左寸浮细。

辅助检查：胸片示肺纹理增重紊乱。

中医诊断：咳嗽，外寒内饮。

西医诊断：慢性支气管炎。

治则：宣肺，散寒化饮。

处方：小青龙汤加减

麻黄 5g	桂枝 10g	细辛 5g	法半夏 10g
杏仁 10g	干姜 10g	茯苓 30g	五味子 15g
蝉蜕 10g	防风 10g	桔梗 10g	炙甘草 10g

6剂，水煎服，每日1剂，早晚分服。

按语：患者干咳无痰，夜间尤甚，口干不欲饮，舌质淡，苔白腻，脉关尺沉，辨证属外寒，方用小青龙汤方证之麻黄、桂枝、细辛温肺散寒，茯苓化饮；咽痒如有异物感，左寸浮细，为风邪内滞，酌加蝉蜕、防风、桔梗；精神疲倦，面浮无华，大便溏薄为太阴虚寒，故酌重用干姜10g，故合方取效甚捷。

018 小青龙汤合苓桂术甘汤加减治疗支气管炎案

患者王某某，女，30岁，教师。

主诉：咳嗽伴怕冷1个月。

病史：患者1个月前因在阳台上吹风后出现感冒，恶寒发热，体温最高39℃，在人民医院急诊科输液抗生素后体温恢复正常，但出现咳嗽、怕风、怕冷。曾服头孢克肟分散片、咳露口服液，效果欠佳。经人介绍前来就诊。刻下：患者咳嗽，痰少、黏、难咳出，精神疲倦，怕吹空调、电风扇，咳时气紧，头胀痛，略有口干，无口苦，纳眠差，二便调。舌淡，舌边有齿痕，苔白略腻，脉左寸浮，关尺沉弱。

辅助检查：胸片示肺纹理增粗紊乱，血常规、C-反应蛋白均正常。

中医诊断：咳嗽，外寒内饮。

西医诊断：慢性支气管炎。

治则：温肺化饮散寒。

处方：小青龙汤合苓桂术甘汤加减

麻黄 6g   茯苓 30g   干姜 10g   细辛 3g

苍术 10g   炙甘草 10g   桂枝 20g   五味子 15g

3剂，水煎服，每日1剂，早晚分服。

按语：患者精神疲倦，咳嗽，痰少、黏、难咳出，怕吹空调、电风扇，舌淡，舌边有齿痕，苔白略腻，脉关尺沉弱，左寸浮，辨证属外有风寒，方用小青龙之麻黄、桂枝、干姜、五味子、细辛温肺散寒。咳时感觉气紧，要用力咳才稍觉舒服，气紧和头胀痛乃水气上冲所致，辨证属水饮上逆方证，正合苓桂术甘汤平冲降逆方证。患者口干，舌淡，舌边有齿痕，苔白略腻，脉关尺沉弱，辨证属寒湿之证，故酌加苍术燥湿。

019 射干麻黄汤加减治疗支气管肺炎案

患儿王某某，女，10岁，学生。

主诉（其父代诉）：咳痰喘伴发热1周。

病史：患儿1周前外感风寒后开始出现发热，咳嗽，家长自行予以四季抗病毒颗粒、克洛己新口服液等治疗无效；遂送人民医院经检查诊为支气管肺炎，输液头孢类抗生素、盐酸氨溴索等，发热已退，但咳嗽不减，并伴喘促，喉中痰鸣，遂转诊于中医院。刻下：咳嗽、咳痰，痰少，咳吐不爽，白色黏痰，口不渴，气急喘促，鼻翼扇动，喉中痰鸣，形寒怕冷，面色阴沉晦暗，口唇紫绀，大便3天未行，干呕不食，体温36.0℃，听诊心率110次/分，双肺满布哮鸣音，左肺可闻及湿啰音，舌苔白滑，脉浮紧。

中医诊断：咳嗽，痰饮郁结，肺气上逆。

西医诊断：支气管肺炎。

治则：宣肺祛痰，下气止咳。

处方：射干麻黄汤加减

射干 6g	麻黄 6g	法半夏 10g	细辛 3g
生姜 10g	紫菀 10g	款冬花 6g	甘草 6g
五味子 10g	瓜蒌仁 10g	地龙 6g	

4剂，水煎服，每日1剂。

二诊：患儿服药后连解溏便2次，随即咳减喘平，痰量减少，夜能安卧。查其苔腻转薄，原方瓜蒌仁减为5g，生姜减为3g，麻黄减为 3g。继服 3 剂，痊愈。

按语：射干麻黄汤出自《金匮要略·肺痿肺痈咳嗽上气病脉证治》"咳而上气，喉中水鸡声"。患儿咳嗽，痰少，咳吐不爽，白色黏痰，口不渴，气急喘促，鼻翼扇动，喉中痰鸣，形寒怕冷，以方测证，属于痰饮郁结，肺气上逆。《丹溪心法·喘》云"未发宜扶正气为要，已发用攻邪为主"，故发作时治标、平时治本是本病的治疗原则。发作时痰阻气道为主，故治以祛邪治标，豁痰利气，故当宣肺祛痰，下气止咳，方用射干、麻黄宣肺平喘，豁痰利咽；细辛、半夏、生姜温肺蠲饮降逆；紫菀、款冬花、甘草化痰止咳；五味子收敛肺气；瓜蒌仁润肠通便，地龙平喘。诸方合用，药到病除。

020 补中益气汤加减治疗长期发热案

患者方某某，男，68 岁，退休职工。

主诉：低热伴身倦乏力 3 个月。

病史：患者于 1 个月前在肿瘤医院开颅行脑膜瘤切除术，之后出现低热，体温最高 37.5℃；在当地医院曾做血、尿、大便常规、生化常规、肿瘤全套、胸片、超声心动图及风湿免疫等相关检查，均未见异常。初以为体虚感冒，多次服感冒药热不退。刻下：低热，手心热于手背，畏寒（发热从上午 10 点开始，至晚上 11 点退热，体温 37.5～38.5℃，畏寒可因加盖衣被而消失），头晕，神疲力乏，面色㿠白，食纳减少，咽无充血，双扁不大，双肺呼吸音清。舌体稍胖大，边有齿印，质淡，苔白稍厚，脉弱。查体温37.5℃，心跳95次/分，心电图大致正常。

中医诊断：气虚发热劳倦伤脾，中气不足，清阳下陷。

西医诊断：功能性发热。

治则：益气升阳，甘温除热。

处方：补中益气汤加减

生黄芪60g	白术20g	党参15g	当归15g
陈皮10g	升麻12g	柴胡12g	炙甘草10g
生姜15g	大枣8个	桂枝15g	白芍15g

3剂，水煎服。

二诊：患者发热已退，身倦乏力减轻，唯大便仍稀溏，前方加生山药40g。3剂，水煎服。4天后患者反馈上药服完诸症均愈。

按语： 患者脑膜瘤术后出现低热，为开颅术后元气大伤，气虚卫外不固，营卫失和，故易受风邪侵袭，乃中气不足故也，故见反复低热、头晕疲乏，而且每于劳累繁忙时症状加重，舌脉均为中气不足之征。恰如李杲所言："饮食不节则胃病，胃病则气短，精神少，而生大热。"《素问·调经论》云："有所劳倦，形气衰少，谷气不盛，上焦不行，下脘不通，胃气热，热气熏胸中，故内热。"肖永林说："人身之气无时不在升降出入，故尔生机不息。而脾胃居中，脾主升清，胃主降浊，为人体气机升降之枢。若饮食失节，劳役过度，损伤脾胃，致脾胃气虚，运化失常，气机升降阻滞，郁而生热。"故认为，气虚发热的机理是

"脾胃气虚,升降失常,气机阻滞,郁而生热"。治疗应遵循《黄帝内经》"损者益之""劳者温之"的治疗原则,始终以补中益气汤为主方甘温除热以治其本,随证加用清虚热、化湿滞之品以治其标。若见发热而投苦寒清热或辛温发汗之剂,则徒伤脾胃,令气虚益甚,故辨证补中益气汤方证。方中党参、生黄芪、白术、炙甘草健脾益气,升柴升举清阳,陈皮理气和胃,当归养血和营,加桂枝、白芍调和营卫,诸药合用在于补脾益气,升清降浊,疏郁行滞。

021 射干麻黄汤合麻黄附子细辛汤加减治疗哮症案

患者郝某某,男,33岁,业务员。

主诉:阵发性呼吸困难半个月。

病史:患者半个月前受凉后出现鼻痒喉痒,鼻流清水,紧接着喉部发紧,随即呼吸急促,气喘咳嗽,胸部憋闷,持续约1小时,即开始咳嗽,咯痰,待咳出稀薄黏液泡沫痰后,气喘即平,一日发作4~5次。刻下:呼吸急促,喉中哮鸣有声,口唇紫绀,胸膈满闷如窒,咳不甚,频咳稀薄白沫痰,听其双肺满布哮鸣音,舌淡苔白腻,脉弦紧。

中医诊断:哮喘,风寒束肺。

西医诊断:支气管哮喘。

治则:温阳散寒,止咳化痰平喘。

处方：射干麻黄汤合麻黄附子细辛汤加减

麻黄 12g	附子 6g（先煎）	细辛 12g	射干 10g
浙贝母 15g	紫菀 10g	款冬花 8g	五味子 10g
炒枳实 5g	生姜 15g	大枣 3 个	

5 剂，水煎，分 3 次温服。

二诊：患者诉服药 1 剂，当夜咳喘即止，次日遇冷风微感喉头发紧，十来分钟即好，用药这几天咳喘没再发作，现药已用完，望再巩固治疗。前方再服 2 剂。患者因忙于出差，没来复诊，1 个月后打电话说，病未再发，只是受寒感冒后喉部微痒，轻咳几声即好。

按语：《症因脉治·哮病》云："哮病之症，短息倚肩，不能仰卧，伛偻伏坐，每发六七日，轻则三四日，或一月，或半月，起居失慎，则旧病复发，此哮病之症也。"患者遇冷空气即发作，为风寒犯肺、肺气不宣，阵发发作，咳吐白沫，舌苔白腻，故用射干、麻黄宣肺平喘、豁痰利咽，细辛、生姜温肺蠲饮降逆，紫菀、款冬花化痰止咳，五味子收敛肺气，大枣和中，麻黄、附子、细辛可助阳解表、温阳散寒。全方药证相应，故收捷效。

022 五苓散加减治疗咳嗽伴遗尿案

患者闫某某，女，36 岁，职工。

主诉：咳嗽伴遗尿 3 个月余。

病史：患者3个月前因受凉感冒出现咳嗽，后经当地附近门诊予以抗生素和中药止咳化痰治疗，咳嗽虽减轻，但其后每次咳嗽常有少量尿液溢出，患者十分苦恼，曾四处求治，效果不佳，经人介绍前来就诊。刻下：患者精神疲倦，咳嗽偶作，无痰，诉每咳必有尿液遗出，有时打喷嚏亦如此，常致内裤湿透，甚为苦恼，口干无口苦，大便正常。舌淡，苔白腻，脉关尺沉细，寸微浮。

辅助检查：门诊查血常规、尿常规无异常。

中医诊断：咳嗽，阳虚内饮，膀胱气化不利。

西医诊断：神经性咳嗽。

治则：温阳化饮，助膀胱气化。

处方：五苓散加减

| 桂枝 10g | 茯苓 15g | 猪苓 15g | 泽泻 15g |
| 干姜 10g | 细辛 3g | 五味子 15g | 炙甘草 20g |

3剂，每日1剂，水煎服。

二诊：患者诉服完第2剂中药，咳嗽遗尿已愈，为巩固疗效，遂把第3剂亦服完。嘱其平时适度锻炼身体，晚上早点休息。

按语：《素问·咳论》曰："五脏六腑皆令人咳，非独肺也。"《医法圆通》曰："查目下市习，于咳嗽一证，每每见痰化痰，见咳止咳，所用药品，无非杏仁、贝母、冬花、紫菀、百合、桑皮、化红、苏子、白芥、南星、薄荷、半夏，与夫参苏饮、苏沉九宝、滋阴六味，一味杂投，一味止咳化痰，每每酿成劳证，此岂药之咎哉？由其不知内外各有攸分，阴阳各有实据，药性各有专主，何其相沿不察，贻害无穷也。予故辩而正之。"患者之咳嗽实为膀胱气化不利，津液运行失常所致，水聚膀胱不能气化，咳嗽伴小便不利，必有膀胱气化不利的病机存在。故用五苓散加干姜、细辛、五味子。五苓散可祛湿和胃，行气利水；干姜、细辛、五味子可温养肾气，温散寒气，应手取效。

023 六一散加减治疗婴幼儿高烧案

患儿许某某，男，7个月。

主诉：反复发烧5天。

病史：患儿高烧5天，体温初起时家长给予退烧药治疗，效果不佳，到当地卫生院行输液治疗，体温恢复正常，4小时后体温复升至39.5℃，反复3日，体温不降，遂来就诊。其精神不振，小便黄赤，2日未大便，面红，舌黄腻，脉浮数。

中医诊断：外感发热，膀胱湿热证。

西医诊断：肺炎。

治则：解表利胆，清利膀胱。

处方：六一散加减

法半夏10g	陈皮10g	茯苓12g	甘草8g
草豆蔻6g（后下）	桔梗10	麦冬12g	杏仁10g
贝母12g	滑石15g	金钱草20g	鱼腥草20g
苏叶10g			

3剂，水煎服，每日1剂，早晚分服。

二诊：患儿服3剂后未再发热，小便略带黄色，继续服用3剂。

按语：患儿发热5日，经输液退热治疗，此时不宜再用大量寒凉药物，若损伤其脾胃之气，正气虚损，邪气更易入里，用二陈汤加草豆蔻以健脾渗湿，培其土气。患儿就诊时，常抓其生殖器，问其父母，已有半月之久，且小便温度高，遂选用六一散。张秉成《成方便读》言六一散"治伤暑感冒、表里俱热、烦躁口渴、小便不通、一切泻痢、淋浊等证属热者，此解肌行水，而为祛暑之剂"，方中滑石寒能清热，入膀胱经，较石膏更宜清其膀胱之热，加金钱草增强其清热及利尿功效。幼儿不宜用泄下之药，易伤其正气，肺与大肠相表里，用桔梗、麦冬、杏仁以通肺气，可促其排便，加苏叶解表发汗，则食消、汗出、便下、热自解。

024 小青龙汤加减治疗病毒性肺炎案

患者宋某某，女，84岁，退休职工。

主诉：咳嗽、咳痰伴纳差3天。

病史：患者5天前着凉后出现鼻塞、咽痛、周身酸痛，就诊于村卫生所，予以对症治疗（具体不详）后好转；3天前开始出现咳嗽、咳痰，痰色白、量多、黏稠，纳差，再次就诊于村卫生所予以静脉滴注液体（具体不详），感症状无缓解，家属予以口服复方甘草片，且出现恶心、呕吐，呕吐物为胃内容物，为求诊治就诊于我院。刻下：间断咳嗽、咳痰，痰色白、量多、黏稠，纳差，神疲乏力，倦怠懒言，神志清楚，精神欠佳，睡眠尚可，小便正常，大便数日未行，舌质淡，苔薄白，脉浮紧。

辅助检查：

胸部CT：（1）双肺炎症，建议治疗后复查；（2）心影增大，请结合相关检查；（3）多发肝囊肿可能。

血常规示：白细胞数目5.21×10^9/L，红细胞数目3.64×10^{12}/L，血红蛋白浓度114.00g/L，血小板数106.00×10^9/L，中性粒细胞数目3.55×10^9/L，嗜酸性粒细胞数目0.01×10^9/L，淋巴细胞数目0.97×10^9/L，淋巴细胞比例18.7%。

核酸报告：新型冠状病毒RNA（ORF1ab）阳性（+），新型冠状病毒RNA（N基因）阳性（+），新型冠状病毒核酸检测阳性（+）。

中医诊断：咳嗽，风寒犯肺证。

西医诊断：病毒性肺炎，新型冠状病毒感染。

治则：宣肺散寒，止咳化痰。

处方：小青龙汤加减

法半夏10g	陈皮12g	茯苓15g	桂枝15g
干姜10g	细辛3g	白芍15g	五味子10g
砂仁6g	甘草10g	紫苏叶15g	杏仁15g
瓜蒌30g	大黄4g	厚朴10g	枳实15g
浙贝母15g			

5剂，水煎服，每日1剂，早晚分服。

二诊：患者服药后咳嗽、咳痰较前增多，痰色白、量多、质较前稀薄，进食较前增加，精神改善，复查胸部CT示：双肺多发炎症较上次有所好转；左肺上叶舌段肺实变；心影增大，请结合相关检查；多发肝囊肿可能。故继续予以中药汤剂治疗。处方：

法半夏 10g	陈皮 12g	茯苓 15g	桂枝 15g
干姜 12g	细辛 3g	白芍 15g	醋五味子 10g
砂仁 6g	甘草片 10g	紫苏叶 15g	炒苦杏仁 15g
大黄 5g	厚朴 10g	麸炒枳实 15g	浙贝母 15g
瓜蒌 30g	鱼腥草 20g		

5剂，水煎服，每日1剂，早晚分服。

三诊：患者服药后咳嗽、咳痰较前明显减少，质较前稀薄、易咳，进食较前明显增加，精神明显改善。再次复查胸部CT，提示患者病情明显好转：双肺多发轻度炎症；心影增大，请结合相关检查；双侧胸膜增厚；多发肝囊肿可能。

按语：患者着凉后出现鼻塞、咽痛、周身酸痛等太阳伤寒之表证，其咳嗽、咳痰、痰多色白及恶心、呕吐等症状，均为水饮中阻、肺胃不降之症，浊气逆冲，故作呕咳。《伤寒论》云："伤寒表不解，心下有水气，干呕发热而咳，或渴，或利，或噎，或小便不利，少腹满，或喘者，小青龙汤主之。"故以小青龙汤为主方。患者年老，正气较虚，故将麻黄改为苏叶以解表散寒；患者恶心、呕吐、纳差，故加砂仁以化湿醒脾；其大便数日未行，加小承气汤以通腑降气，肺与大肠相表里，腑气通则肺气降；患者痰量多、黏稠，加瓜蒌、浙贝母止咳化痰；患者服药后咳嗽、咳痰较前增多，此为排病反应，将肺脏的水饮痰浊等病理产物排出体外，鱼腥草具有很好的消痈排脓功效，对肺部感染有很好的治疗作用，故二诊加鱼腥草。

025 桂枝加厚朴杏子汤加减治疗小儿哮喘案

患儿王某某，男，5岁半。

主诉：咳嗽气喘1周。

病史：患儿于1周前因感冒出现发热咳喘，某医院诊断为急性支气管炎，予以头孢唑林钠、盐酸氨溴索注射液治疗一周，症状缓解出院，未再发热。后每天早晚气温稍低即咳嗽咳痰喘息，再次治疗效果不佳。回医院治疗仍无效，一周后到我院就诊。刻下：咳嗽气喘，喉中哮鸣，每天早晨及夜晚加重，汗出恶风，咳声清脆而痰稀白，面色青白，舌质淡，苔薄白。

中医诊断：咳嗽，风寒表虚，营卫不调，兼肺失宣降。

西医诊断：急性支气管炎。

治则：解肌祛风，宣降肺气。

处方：桂枝加厚朴杏子汤加减

桂枝 10g	白芍 1g	甘草 6g	生姜 8g
大枣 3个	厚朴 6g	杏子 6g	龙骨 10g（先煎）
牡蛎 10g（先煎）	炒苏子 8g	炙冬花 6g	白果仁 6g（打碎）

4剂，水煎服，每日1剂，早晚分服。

二诊：患儿咳止喘平，汗止神爽，听诊双肺哮鸣音消失。用桂枝汤 3 剂善后。

按语：表虚之喘多自汗，为体虚素有喘疾，复感风寒，表虚不固，每感风寒即引动内伏之痰饮而诱发哮喘。桂枝汤能解肌祛风调营卫，厚朴、杏子、白果仁、苏子、冬花降气化痰定喘，龙骨、牡蛎敛汗固表。待哮喘控制，师法桂枝汤善后，可减少哮喘的发作以期彻底痊愈。笔者遇此症，外邪挟寒饮阻塞肺气，使肺失宣降，而咳喘之症作怪。不论大人、小儿，只要辨证为风寒表虚兼咳喘，用桂枝加厚朴杏子汤化裁，常能用 1～2 剂愈病，而后以桂枝汤加减调理愈念。《伤寒论》曰："喘家，作桂枝汤加厚朴、杏子，佳。""太阳病，下之微喘者，表未解故也，桂枝加厚朴杏子汤主之。"桂枝加厚朴杏子汤，方以桂枝汤为基础，散风解表，调和营卫，加厚朴、杏子者，下气除满，止咳平喘，对喘家感受中风尤为适宜，它不仅消除新感，又兼顾宿疾，更加有利于肺气的肃降，以利咳喘者痊愈。

三 消化系统疾病

026 血府逐瘀汤加减治疗慢性胃炎案

患者许某某，男，75 岁，退休职工。

主诉：反复呃逆 1 年余，加重 1 周。

病史：患者既往有高血压病、脑梗死、慢性胃炎、神经性失眠等病史。患者反复呃逆1年余，曾先后予代赭旋覆汤、丁香柿蒂汤、附子理中丸等效果不佳，针灸、穴位按压、利多卡因注射液静脉注射等治疗可短暂获效，未能治愈。刻下：1周前无明显诱因再次出现呃逆连声，频发不止，不能自止，呃声低沉无力，胸膈及胃脘部满闷不适，渐感精神不振，纳呆，眠差，2小时/日，烦躁不安，大小便正常，面色少华，舌淡，苔稍腻，脉弦。

中医诊断：呃逆，瘀血阻滞。

西医诊断：慢性胃炎。

治则：疏肝和胃，活血化瘀。

处方：血府逐瘀汤加减

桃仁15g	红花10g	当归10g	生地黄15g
川芎10g	赤芍15g	桔梗10g	牛膝15g
柴胡10g	枳壳15g	炙甘草10g	

3剂，水煎服，每日1剂，早晚分服。

患者服药第2日自诉未再呃逆，3剂后其他症状亦逐渐缓解，其后予以附子理中丸加减调理，后随访半年未再发作。

按语： 王清任《医林改错·血府逐瘀汤所治症目》记载："因血府血瘀，将通左气门、右气门归并心上一根气管，从外挤严，吸气不能下行，随上出，故呃气。若血瘀甚，气管闭塞，出入之气不通，闷绝而死。古人不知病源，以橘皮竹茹汤、承气汤、都气汤、丁香柿蒂汤、附子理中汤、生姜泻心汤、代赭旋覆汤、大小陷胸等汤治之，无一效者。相传咯忒伤寒，咯忒瘟病，必死。医家因古无良法，见此症则弃而不治。无论伤寒、瘟疫、杂症，一见呃逆，速用此方，无论轻重，一付即效。此余之法也。"

此案正如书中所载，他方无一获效，此方一剂而效。呃逆，俗称"打膈"，古称"哕"，又称"哕逆"，总由气逆而成，所以理气和胃、降逆平呃为基本治法。笔者在应用前法常规治疗无效的情况下，突然想到多年前曾读王清任《医林改错》时，《血府逐瘀汤所治症目》中有"呃逆"条，虽抱着试试看的心态，竟然一剂而见效。

中医辨证患者有明显的瘀血征象，加之病程较长，根据中医久病入络的理论以及对虚寒呃逆、腑实呃逆的排除，考虑气血瘀滞逆乱的辨证，故予以血府逐瘀汤治疗。血府逐瘀汤是由四逆散、桃红四物汤加桔梗、牛膝组成。其中，四物汤中熟地黄改为生地黄以补血活血；四逆散疏肝理气和胃；桔梗、牛膝一升一降，升降相因，调畅气机。纵观全方，不仅仅是活血化瘀，还有疏肝理气、调畅气机升降之功能。

027 理中丸加减治疗胃肠型感冒案

患者张某某，男，21岁，大学生。

主诉：发热、腹泻2日。

病史：患者2日前夜间吃夜宵、生冷饮食，加之餐后受风寒，次日清晨出现全身发热，腹泻，泻下清冷水样便。口服藿香正气胶囊、诺氟沙星胶囊无效。刻下：发热，不恶寒，无汗出，体温39.2℃，略有头疼，恶心欲吐，项背部不舒，腹泻，3～5次/日，腹痛，无里急后重，无肛门灼热，舌淡红，舌苔薄白腻，脉弦数。

中医诊断：感冒，外感风寒，郁而化热，兼有脾失运化。

西医诊断：胃肠型感冒。

治则：解肌舒筋退，温中止泻。

处方：理中丸加减

葛根30g　　红参10g（另煎）　　干姜6g　　白术10g

木香6g　　黄连3g　　甘草6g

6剂，水煎服，每日1剂，早晚分服。

按语：患者外感风寒伤及肺卫肌表，项背不舒，寒邪郁滞化热，故而发热不恶寒，热郁于肌表不得汗，故伴有头痛；加之冷饮伤脾胃之阳气，脾胃虚寒，不能运化水湿，见腹泻、腹痛。方用葛根解肌舒筋退热，升阳止泻；理中丸温中祛寒，补气健脾；木香、黄连清热燥湿，行气止泻。

028 附子理中丸合四神丸加减治疗慢性腹泻案

患者张某某，男，40岁，公务员。

主诉：慢性间歇性腹泻10余年。

病史：患者10余年来经常因饮食不慎（过凉、过热、过饱、过快、过油腻)、情绪波动、遇冷遇风皆易腹泻。曾四处求医,先后予以补中益气丸、理中丸、参苓白术散、启脾丸、桂枝汤等治疗,均有效,但未愈。为求进一步诊治,遂来我院。刻下:大便时泻时溏,迁延反复,饮食减少,食后脘闷不舒,面色萎黄,神疲倦怠,时有黎明之前脐腹作痛,肠鸣即泻,泻下完谷,泻后即安,平素手足偏凉,久坐,活动少,冬季尤甚,无口干、口苦,小便可。舌质淡,边有齿痕,苔白腻,脉虚弦。

中医诊断:虚劳,脾肾阳虚,湿邪困阻。

西医诊断:慢性腹泻。

治则:温补脾肾,祛湿止泻。

处方:附子理中丸合四神丸加减

红参 10g(另煎)　　苍术 20g　　干姜 10g　　甘草 6g

炒白芍 10g　　肉豆蔻 10g　　淡附片 9g(先煎)

6 剂,水煎服,每日 1 剂,早晚分服。

二诊:患者诉腹泻次数及程度明显减少,接近成形。嘱其上方继续服 15 剂,后随访,腹泻未再发作。

按语:患者长期慢性腹泻,久则耗伤脾肾阳气,平素手足偏凉,舌质淡,边有齿痕,苔白腻,脉虚弦,属脾肾阳虚,湿邪困阻。方用附子理中丸合四神丸加减,白术改为苍术以运脾化湿止泻,酌加白芍疏肝和脾,则附子理中丸温补脾阳,四神丸温补肾阳,涩肠止泻。如此配合,则肾温脾暖,大肠固而运化复则泄泻自然止,诸证皆愈。

029 金铃子散合失笑散加减治疗慢性糜烂性胃炎案

患者张某某,男,40岁,公务员。

主诉:间断胃痛3年。

病史:患者间断胃脘部疼痛3年,曾行胃镜检查诊为糜烂性胃炎,按慢性胃炎中西医结合治疗,间断有效,病情缓解半年。本次因食烧烤而再次发作。刻下:胃脘部疼痛,呈阵发性,大便2~3天1次,大便干稀不调,有时色黑,小便黄,神疲纳呆,消瘦,手足不温,舌质暗红,苔黄,舌底有瘀点,脉细涩。

中医诊断:胃脘痛,瘀热互结。

西医诊断:慢性糜烂性胃炎。

治则:化瘀通络,清热止痛。

处方:金铃子散合失笑散加减

金铃子 10g	延胡索 10g	生蒲黄 10g	赤芍 10g
炒五灵脂 10g	柴胡 6g	香附 10g	青皮 10g
焦三仙各 10g	陈皮 10g		

7剂,水煎服,每日1剂,早晚分服。

二诊:患者疼痛减轻,食欲恢复,大便仍两天一行,色黑而排便不畅。上方加酒大黄6g,玄参30g,7剂。

三诊:患者大便通畅,粪便色黄,疼痛已微。

上方前后共服30余剂,患者胃痛消失。上药服完,患者痊愈。随访至今,体健如初。

按语：血瘀胃痛的特点是痛而不胀，痛点固定，病程较久（久痛入络），颇合慢性糜烂性胃炎之特点。本病用金铃子散和失笑散的合方。金铃子散疏泄肝热，活血止痛，方中金铃子行气、泄肝火，延胡索行气活血、擅长止痛，两药配合，活血、凉肝、行气。失笑散善于活血化瘀、散结止痛，方中五灵脂散瘀，蒲黄消淤血、止血、止痛，两药配合，组成化瘀止痛的药对。配合善于凉血活血的赤芍以及行气止痛的柴胡、香附、青皮、陈皮，则全方止痛效果更好。焦三仙各 10g，用于增进胃纳，强化脾胃功能。

030 芍药甘草汤合增液汤加减治疗功能性便秘案

患者薛某某，女，40 岁，教师。

主诉：便秘 1 年余。

病史：患者平素体弱，1 年前感排便时间延长，大便干燥难解，平时乏力、易倦，平素西医予以兰索拉唑片 30mg，1 片，2 次/日，莫沙比利片 5mg，2 片，3 次/日，猴头健胃灵胶囊，4 粒，3 次/日，均饭前服。效果时有好转，未根治，为进一步诊治，转诊到我院门诊。刻下：大便干结，如羊屎状，有时一周 1 次，干硬难解，便后肛门出血，形体消瘦，身倦乏力，头晕耳鸣，心烦失眠，潮热盗汗，腰酸膝软，舌红少苔，脉细数。

中医诊断：便秘，阴虚证。

西医诊断：功能性便秘。

治则：滋阴，润肠，通便。

处方：芍药甘草汤合增液汤加减

生白芍 60g　　炙甘草 15g　　炒枳实 15g　　瓜蒌仁 10g

生地黄 40g　　玄参 40g　　当归 30g　　火麻仁 15g

柏子仁 10g

7剂，水煎服，每日1剂。

二诊：患者诉用药后大便每日1次，通畅易解，成条软便。上腹部痞闷饱胀疼痛、嘈杂感减轻，并感五心烦热，口苦。上方略加调整，继续治疗。处方：

生白芍 60g　　炙甘草 15g　　炒枳实 15g　　生鳖甲 15g（先煎）

生地黄 40g　　玄参 40g　　当归 30g　　火麻仁 15g

地骨皮 30g

7剂，水煎服，每日1剂。

上药服完，患者五心烦热及上腹痞闷饱胀疼痛、嘈杂感消失，便秘转常。

按语：《伤寒论·辨脉法》曰："问曰：脉有阳结、阴结者，何以别之？答曰：其脉浮而数，能食，不大便者，此为实，名曰阳结也，期十七日当剧。其脉沉而迟，不能食，身体重，大便反硬，名曰阴结也，期十四日当剧。"本案辨证为功能性便秘，皆因胃失通降、肠失传导所致。其便秘临床为大便干硬难解，兼身倦乏力，舌淡苔薄乏津、脉缓弱，辨为阴虚血燥，肠道失润，正如《伤寒论》所说的阴结。治以芍药甘草汤酸甘化阴，方中玄参、生地黄滋阴润肠、生津通便，加火麻仁、柏子仁、瓜蒌仁以增润肠之效，枳实理气导滞，合用则补血养阴，增水以行舟。二诊时因手足心烦热、口苦，故加地骨皮、生鳖甲以滋阴、清热、除蒸。

031 理中汤合四神丸加痛泻要方加减治疗慢性腹泻案

患者许某某，男，45岁，司机。

主诉：慢性腹泻10余年。

病史：患者10余年来每天腹泻，进食寒凉、油腻、麻辣后尤甚，紧张、天气变化、暴饮暴食、受风等都会引起腹泻，3～10次/日。曾四处就诊，中西医治疗予以附子理中丸、肠炎宁、参苓白术散等，偶有效果，但停药后又反复发作，一直未根治。刻下：患者精神倦怠，面色阴沉晦暗，口唇发暗，自诉每天腹泻3～5次，有其他寒凉因素时次数更多，平素手足发凉，冬季尤甚，无口干、口苦，纳可，小便调，舌质淡，边有齿痕，苔白腻，脉寸关弦，迟脉沉细无力。

中医诊断：泄泻，脾肾阳虚，寒湿困阻。

西医诊断：慢性腹泻。

治则：温补脾肾，祛湿止泻。

处方：理中汤合四神丸加痛泻要方加减

| 苍术10g | 茯苓30g | 制附子10g（先煎） | 党参20g |
| 干姜10g | 补骨脂15g | 吴茱萸5g | 五味子10g |

肉豆蔻 10g　炒白芍 15g　葛根 30g　炙甘草 10g

防风 10g　陈皮 10g

7剂，水煎服，每日1剂。

二诊：患者诉腹泻次数明显减少，每日1～2次，大便接近成形。嘱守方继服10剂。

三诊：患者诉大便每日1～2次，基本接近正常。嘱其继续口服附子理中丸中成药，3个月后随访，腹泻未有反复。

按语：患者腹泻，平素手足发凉，舌质淡，边有齿痕，苔白腻，脉沉细无力，辨证当属脾肾阳虚，用理中汤合四神丸方证；脉弦，情绪变化也会引起腹泻，考虑肝郁克脾，故加痛泻要方柔肝健脾；加苍术、茯苓健脾祛湿止泻，加葛根升阳止泻。《素问·太阴阳明论》指出："食饮不节，起居不时者，阴受之……阴受之则入五脏……下为飧泄。"故嘱患者平时要养成良好的卫生习惯，不饮生水，忌食腐馊变质饮食，少食生冷瓜果，居处冷暖适宜，并可结合食疗健脾益胃。一些急性泄泻病人可暂禁食，以利于病情的恢复；重度泄泻者应注意防止津液亏损，并及时补充体液。一般情况下可给予流质或半流质饮食。

032 益胃汤加减治疗功能性胃肠病案

患者王某某，女，35岁，职员。

主诉：胃胀2年余。

病史：患者2年前开始在外地打工饮食不规律，暴饮暴食，且长期在外面小摊吃饭，爱吃辣，出现胃脘痞塞，满闷不舒，平素自行口服奥美拉唑、猴头健胃灵、保和丸等。症状时轻时重，反复发作。刻下：胃脘痞闷，胀满时减，食少不饥，身倦乏力，少气懒言，大便溏薄，舌红，苔少，舌面剥脱，有数条裂纹。

中医诊断：胃痞，脾胃阴虚。

西医诊断：功能性胃肠病。

治则：养阴益胃。

处方：益胃汤加减

太子参20g	生山药30g	黄精15g	石斛15g
玉竹15g	麦冬30g	白术15g	茯苓18g
陈皮12g	炙甘草10g	生山楂15g	炒麦芽10g
乌梅12g	白芍15g		

7剂，水煎服，每日1剂，早晚分服。

二诊：患者胃脘痞闷、食欲好转，舌色转淡，剥脱已平，仍有裂纹。原方继用10剂。

三诊：患者舌面裂纹较前减少，其余同前。前方调整为：

| 太子参15g | 沙参15g | 麦冬30g | 生地黄30g |
| 乌梅10g | 玉竹15g | 甘草10g | |

10剂，水煎服，每日1剂，早晚分服。

患者症状消失，舌面裂纹稍平，继续前方案巩固疗效。

按语：《诸病源候论·痞噎病诸候》提出"八痞""诸痞"之名，包含胃痞在内，论其病因有风邪外入，忧恚气积，坠堕内损，概其病机有营卫不和，阴阳隔绝，血气壅塞，不得宣通，并对痞做了初步的解释："痞者，塞也，言腑脏痞塞不宣通也。"李东垣所倡脾胃内伤饮食之说及其理法、处方多为后世医家所借鉴。本病例系由饮食内伤所致，致脾胃阴虚，治宜养阴益胃。选用太子参、山药、黄精、石斛、玉竹、麦冬益脾气以养脾阴，太子参、白术、茯苓、陈皮、炙甘草、生山楂、炒麦芽补胃气以助运化，生山楂、乌梅、白芍配太子参、炙甘草酸甘化阴。诸药合用，共达益胃气而养脾阴，调中州以助运化之作用。

033 补中益气汤加减治疗慢性胃炎案

患者邢某某，男，38岁，司机。

主诉：间断上腹部痞满不适2年余。

病史：患者上腹部痞满不适，有嘈杂感，食后及站位加重。患者呈瘦高体形（无力形），卧位减轻，久治无效，经人介绍就诊。刻下：胃脘痞闷，胀满时减，喜温喜按，食少不饥，身倦乏力，少气懒言，大便溏薄，舌质淡，苔薄白，脉虚大无力。

辅助检查：胃镜，检查示慢性胃炎。

中医诊断：胃痞，中虚气陷，升降失调，饮停心下。

西医诊断：慢性胃炎、胃下垂（中度）。

治则：益气健脾，升清降浊，渗湿蠲饮。

处方：补中益气汤加减

黄芪 60g 党参 15g 制苍术 30g 炙甘草 10g
当归 15g 升麻 12g 柴胡 12g 大腹皮 15g
炒枳壳 15g 茯苓 30g 法半夏 10g 砂仁 6g（后下）

7剂，水煎服。前后共四诊，用上方加减化裁用药25剂，患者诸症消失。

按语：《伤寒论》云"胃中不和，心下痞硬，干噫食臭""谷不化，腹中雷鸣，心下痞硬而满"，中医辨证为中虚气陷，升降失调，故用补中益气汤。方中党参、黄芪、甘草等补中益气，升麻、柴胡升举阳气，当归理气化滞，使脾气得复，清阳得升，胃浊得降，气机得顺，虚痞自除；加茯苓、制苍术（朱良春经验，无论辨证为何型胃下垂，均可用苍术30g单味煎服或泡茶饮，连用1～2个月，可达治愈之效果）渗湿蠲饮；半夏、砂仁、大腹皮、枳壳升清降浊，理气健脾。诸药合用，共奏益气健脾、升清降浊、渗湿蠲饮之功。

034 清胆汤加减治疗慢性胆囊炎案

患者王某某，女，38岁，职员。

主诉：间断胁肋部疼痛3年。

病史：患者患慢性胆囊炎3年余，着急、生气、饮食油腻即发作，多方治疗未愈，病情时轻时重，经人介绍来我院治疗。刻下：右胁胀痛，时作时止，生气即发，时时嗳气太息，口苦，厌油,上腹痞闷不适,食欲不振,舌质淡红,苔薄,脉弦缓。查右胁胆囊区压痛。腹部彩超示胆囊壁增厚、毛糙。

中医诊断:胁痛,肝郁气滞。

西医诊断:慢性胆囊炎。

治则:疏肝解郁,健脾理气。

处方:清胆汤加减

柴胡 15g	郁金 15g	金钱草 30g	炒川楝子 6g
木香 10g	白芍 15g	茵陈 20g	法半夏 10g
炒枳壳 15g	醋延胡索 15g	大黄 10g(后下)	

5剂,水煎服,每日1剂,早晚分服。

上药用完,患者感疼痛及上腹痞闷感减轻,食欲好转。后用本方化裁,前后四诊,服药20剂,全身症状全部消失,生气后也无发作。

按语:本病证早在《黄帝内经》中就有记载,并明确指出胁痛的发生主要是肝胆的病变。如《素问·热论》曰:"三日少阳受之,少阳主胆,其脉循胁络于耳,故胸胁痛而耳聋。"《素问·刺热》曰:"肝热病者,小便先黄……胁满痛。"《灵枢·五邪》曰:"邪在肝,则两胁中痛。"历代医家对胁痛病因的认识在《黄帝内经》的基础上,逐步有了发展。《景岳全书·胁痛》将胁痛病因分为外感与内伤两大类,并提出以内伤为多见。胆附于肝,与肝共为表里。肝主疏泄,喜条达而恶抑郁。情志不畅,肝气郁结,失其疏泄畅达之性,致气机升降失常,影响胆汁的疏泄排放功能,则胆汁易于郁积而发生慢性胆囊炎。清胆汤中用四逆散、木香以疏肝理气,茵陈、郁金、金钱草、大黄清热化湿利胆，延胡索、川楝子疏肝理气止痛，半夏化痰燥湿降逆。诸药合用，共奏疏肝解郁利胆之功。

035 苓桂术甘汤合理中丸、半夏厚朴汤加减治疗神经性呕吐案

患者陈某某，女，29岁，公务员。

主诉：干呕、咳痰半年余。

病史：患者半年前开始出现干呕、咳痰，痰为清水样，进食寒凉尤甚，晨起恶心干呕。曾在省内多家大医院治疗，服用理中汤、四君子汤、香砂六君子汤、葛根汤等方加减，效果欠佳。经朋友介绍前来就诊。刻下：患者精神疲倦，常觉气短，晨起干呕，咳清水样痰，流涎水，后背局部发凉，进食寒凉或饮冷水尤甚，胃脘胀闷，无反酸嗳气，无口干、口苦，时有心慌、心跳，纳差，小便清，大便偏烂，每日1次。舌淡嫩，边有齿痕，苔白腻，右脉关弦，寸浮，尺脉沉。

中医诊断：痞满，水饮凌心，脾胃失和。

西医诊断：神经性呕吐。

治则：温阳化饮，醒脾和胃。

处方：苓桂术甘汤合理中丸、半夏厚朴汤加减

| 党参30g | 苍术15g | 生姜3g | 片茯苓30g |
| 砂仁10g | 木香10g | 桂枝15g | 干姜10g |

炙甘草 10g　　法半夏 15g　　紫苏 20g　　鸡内金 30g

7剂，水煎服，每日1剂。

二诊：患者诉上方服至第5剂时干呕、咳痰、背发凉已消失，服完7剂，诸症缓解。再予附子理中丸以巩固之。

按语：《伤寒论》曰："伤寒若吐若下后，心下逆满，气上冲胸，起则头眩，脉沉紧，发汗则动经，身为振振摇者，茯苓桂枝白术甘草汤主之。"《金匮要略》曰："心下有痰饮，胸胁支满，目眩，苓桂术甘汤主之。""夫短气有微饮，当从小便去之，苓桂术甘汤主之。"此方温阳化饮，健脾利湿，主要用于治疗多种原因引起的眩晕、慢性支气管炎、哮喘、充血性心力衰竭、溃疡病、神经性呕吐、胃肠神经官能症、慢性肾炎、关节炎等属中阳不足致水饮停于中焦者，症见胸胁支满，目眩心悸，短气而咳，舌苔白滑，脉弦滑或沉紧。本例患者气短，咳痰，心跳，舌淡嫩，边有齿痕，苔白腻，辨证属苓桂术甘汤可温阳化饮、健脾祛湿方证；晨起易干呕，辨证属半夏厚朴温中痰饮方证；精神疲倦，胃脘胀闷，纳差，大便偏烂，辨证属太阴病理中汤方证，加入木香、砂仁醒脾和胃。

036 大柴胡汤加减治疗慢性胆囊炎案

患者苏某某，男，49岁，司机。

主诉：右胁肋部间断疼痛2个月。

病史：患者平时饮食不规律，加之好食油腻，好烟酒，急性胆囊炎反复发作，曾接受西医抗生素治疗。1个月前患者感右胁下隐痛不适，食油腻食物疼痛再次加重，时感口苦、恶心、嗳气，食欲减退，上腹饱胀，大便不畅等。家属为求根治，要求中医予以调理。刻下：右胁疼痛，胸脘痞闷不适，口苦，咽干，大便少而排出不畅，舌红苔黄腻，脉弦数。查上腹胆囊区压痛，墨菲氏征阳性。彩超示：胆囊稍大，胆囊壁增厚，毛糙。

中医诊断：胁痛，肝胆湿热。

西医诊断：慢性胆囊炎。

治则：疏肝利胆，通腑泄热。

处方：大柴胡汤加减

柴胡 30g	黄芩 10g	黄芩 15g	枳实 15g
大黄 3g（后下）	白芍 18g	法半夏 15g	川楝子 12g
金钱草 30g	虎杖 20g		

7剂，水煎服，每日1剂。

患者上方服后大便稍稀而排出通畅，感上腹痞满及右胁隐痛消失，食欲正常。上方继服10剂，诸症消失，临床痊愈。

按语：胆囊炎属中医学胁痛、胆胀的范畴。《灵枢·胀论》云"胆胀者，胁下痛胀，口中苦，善太息"，对胆囊炎的病位、证候特点做了扼要释义。该病病位主要在肝胆，其病因、病机为肝气郁结，气滞血瘀，湿热蕴结肝胆，胆气不和，上逆为患，临床以气滞、血瘀、湿热错杂实证多见。《灵枢·经脉》曰："胆足少阳之脉……是动则病口苦，善太息，心胁痛，不能转侧。"《医方集解》曰："少阳固不可下，然兼阳明腑实则当下。"本例方中重用柴胡为君药，配臣药黄芩和解清热，以除少阳之邪；轻用大黄配枳实以内泻阳明热结，行气消痞，亦为臣药。白芍柔肝缓急止痛，与大黄相配可治腹中实痛，与枳实相伍理气和血，以除心下满痛；半夏和胃降逆，可配伍大量生姜，以治呕逆不止；酌加金钱草、虎杖清利湿热，或延胡索活血止痛。如此则湿热祛，肝胆疏泄功能正常，胆囊炎可愈。现代药理研究证实，大柴胡汤有保肝、利胆、抗炎、解热等作用。药理研究证实白芍配木香有增加胆囊收缩、蠕动的功能，金钱草清肝胆湿热，可增加胆汁流量，促进胆汁分泌。诸药配伍，使郁热清透宣泄，肝胆得以疏泄条达，共奏疏肝利胆、理气活血、通络止痛之功。

037 益胃汤合芍药甘草汤加减治疗慢性胃炎案

患者秦某某，女，43岁，职员。

主诉：上腹部痞满隐痛半年余。

病史：患者2年前曾行胃镜检查示：慢性胃炎。近半年来感胃脘痞满隐痛不适，口干，口苦，纳呆，前医曾予以附子理中丸、香砂六君子汤、奥美拉唑肠溶胶囊等对症治疗，未见明显疗效。刻下：上腹部痞满、隐痛不适，胃中嘈杂似饥，似饥而不欲食，时有干呕，口燥咽干，口渴思饮，乏力，五心烦热，口干舌燥，大便干结，舌红少津有裂纹，少苔，脉弦细无力。

中医诊断：胃痛，肝胃阴虚，通降失常。

西医诊断：慢性胃炎。

治则：甘凉濡润，滋阴通降。

处方：益胃汤合芍药甘草汤加减

北沙参 15g	麦冬 20g	石斛 15g	白芍 15g
甘草 10g	乌梅 15g	玉竹 15g	制香附 15g
川楝子 12g	生地黄 20g	太子参 15g	蒲公英 30g
地骨皮 30g	白薇 15g		

7剂，水煎服，每日1剂。

二诊：患者上腹部痞满、隐痛、嘈杂感稍减，五心烦热消失，大便仍秘。前方白芍增至40g，生地黄用30g，加玄参30g，去地骨皮、白薇。6剂，水煎服。

前后治疗1个月，患者各项症状消失，临床痊愈。随访至今，愈后未发。

按语：《类证治裁·痞满》曰："伤寒之痞，从外之内，故宜苦泄。杂病之痞，从内之外，故宜辛散。……痞虽虚邪，然表气入里，热郁于心胸之分，必用苦寒为泻，辛甘为散，诸泻心汤所以寒热互用也。杂病痞满，亦有寒热虚实之不同。"本例做胃镜检查，符合慢性萎缩性胃炎。辨证为肝胃阴虚，治以甘凉濡润，滋阴通降。用益胃汤可滋阴疏肝化裁，方中北沙参、麦冬、生地黄、石斛养阴益胃，白芍、甘草和中缓急止痛，酌加香附、川楝子等活血行气止痛，治疗月余而愈。

038 黄芪建中汤合良附丸加减治疗胃溃疡案

患者王某某,男,38岁,业务员。

主诉:反复上腹部闷痛1年余。

病史:患者1年前因酗酒后出现胃痛,查胃镜提示胃溃疡,经西药治疗,因平素饮食不规律且酗酒,后又复发,用中西药物治疗,仍反复发作。因多方治疗效果欠佳,对治疗已无信心。经人介绍前来就诊。刻下:患者身体消瘦,精神疲倦,胃痛隐隐,绵绵不休,冷痛不适,喜温,喜按,疼痛饥饿时明显,得食则缓,凌晨4~5点常痛醒,无嗳气反酸,无口干、口苦,纳差,大便溏薄,小便正常。舌质淡,苔白腻,脉沉弱。

中医诊断:胃痛,中焦虚寒。

西医诊断:胃溃疡。

治则:温中祛寒止痛。

处方:黄芪建中汤合良附丸加减

白芍 20g	苍术 15g	桂枝 15g	茯苓 30g
木香 15g	砂仁 10g	炒麦芽 15g	黄芪 15g
红枣 15g	干姜 3 片	炙甘草 10g	吴茱萸 5g

法半夏 10g

7剂,水煎服,每日1剂。

二诊:患者诉服药后胃脘痛减轻,一觉睡至天亮未痛醒。上方不变,继服7剂。

三诊:患者诸症均消失,建议改膏方调理1个月。半年后随访，诉无反复。

按语：《景岳全书·心腹痛》曰："胃脘痛证，多有因食、因寒、因气不顺者，然因食因寒，亦无不皆关于气。盖食停则气滞，寒留则气凝。所以治痛之要，但察其果属实邪，皆当以理气为主。"患者身体消瘦，精神疲倦，上腹部闷痛，喜温喜按，疼痛饥饿时明显，辨证属中焦虚寒之黄芪建中汤方证，方中黄芪补中益气，小建中汤温脾散寒，和中缓急止痛。泛吐清水，可加干姜、吴茱萸、半夏、茯苓等温胃化饮；方中饴糖以炒麦芽替代；考虑患者纳差，大便偏烂，加苍术、茯苓、木香、砂仁。苍术、茯苓、木香、砂仁都可行气和胃，祛湿运脾，故而收效甚捷。

039 附子理中汤合赤石脂禹余粮汤加减治疗慢性腹泻案

患者张某某，男，48岁，业务员。

主诉：慢性腹泻10余年。

病史：患者10余年来每天大便不成形，偶夹有不消化食物，进食寒凉或油腻或紧张或劳累或受风寒尤甚，总之，一不小心就得腹泻，曾四处就诊，服用附子理中丸、参苓白术散、香砂六君子汤、补脾益肠丸等均有效，但停药后仍如常，患者丧失信心多年。经人介绍前来就诊。刻下：患者精神欠佳，面色阴沉晦暗，缺少光泽，口唇发暗，自诉每天都会腹泻3～5次，平素手足发凉，冬季尤甚，无口干、口苦，纳可，小便调。舌质淡胖，边有齿痕，苔白腻，脉沉细无力。

中医诊断：腹泻，脾肾阳虚，寒湿内阻。

西医诊断：慢性腹泻。

治则：温补脾肾，驱寒除湿止泻。

处方：附子理中汤合赤石脂禹余粮汤加减

苍术 20g	茯苓 30g	制附子 15g	党参 20g
干姜 10g	补骨脂 15g	吴茱萸 5g	五味子 10g
肉豆蔻 10g	芡实 15g	葛根 30g	赤石脂 10g
禹余粮 10g	炙甘草 10g		

7剂，水煎服，每日1剂。

二诊：患者诉腹泻次数明显减少，每日1～2次，大便接近成形。嘱守方继服14剂。后随访，腹泻未有反复。

按语：《临证指南医案·泄泻》曰："泄泻，注下症也。经云：湿多成五泄，曰飧，曰溏，曰鹜，曰濡，曰滑。飧泄之完谷不化，湿兼风也。溏泄之肠垢污积，湿兼热也。惊溏之澄清溺白，湿兼寒也。濡泄之身重软弱，湿自胜也。滑泄之久下不能禁锢，湿胜气脱也。"患者腹泻，偶夹有不消化食物，平素手足发凉，舌质淡，边有齿痕，苔白腻，脉沉细无力，辨证当属附子理中汤方证：方用附子、干姜温中散寒，党参、苍术、甘草补气健脾除湿。患者腹泻10余年属久泻，进食寒凉或油腻尤甚，说明已经伤及脾肾，故当合方四神丸：方中补骨脂温阳补肾，吴茱萸温中散寒，肉豆蔻、五味子收涩止泻。久泄不止，酌加赤石脂、禹余粮涩肠止泻，苍术、茯苓、芡实健脾祛湿止泻，葛根升阳止泻。

040 赤石脂禹余粮汤加减治疗顽固性腹泻案

患者耿某某，男，35岁，职员。

主诉：反复腹泻1年余。

病史：患者1年前因进食羊肉后开始出现晨起腹泻，约为7～8次，不伴腹痛、量少，无里急后重、黏液脓血便，自行口服诺氟沙星酸对症治疗症状好转，每日晨起大便1～2次。其后无明显原因上述症状仍反复发作，自述进食油炸花生米或诺氟沙星胶囊后可缓解。行结肠镜检查示：结肠多发腺瘤＋腺瘤切除术；结肠炎。10天前患者因上述症状加重来就诊，先后给予理中汤、乌梅汤，服药后症状缓解，停药后症状加重，3天前患者症状又加重，每日腹泻超过8次，下腹疼痛不适，泻后痛减。刻下：腹泻，晨起后腹泻，腹泻次数7～8次，量少、不成形，下腹疼痛不适，泻后痛减，体重下降11公斤，神志清楚，精神一般，纳食一般，眠差，小便正常，舌质淡，苔白腻，脉滑。

中医诊断：腹泻，脾虚湿盛证。

西医诊断：结肠息肉。

治则：温中燥湿，调气和血。

处方：赤石脂禹余粮汤加减

禹余粮 15g	黄芪 30g	人参 10g（另煎）	干姜 12g
茯苓 15g	甘草 8g	白术 15g	桂枝 15g
肉蔻 7g	赤石脂 15g	三棱 10g	莪术 10g
草豆蔻 10g（后下）	神曲 12g	制附片 10g（先煎）	泽泻 10g
生姜 3 片	大枣 6 颗		

5 剂，水煎服，每日 1 剂，早晚分服。

二诊：患者服用 5 剂后症状明显好转；休息 5 日后来复诊，诉停药期间腹泻未加重。续服 5 剂。

按语：《伤寒论》曰："伤寒服汤药，下利不止，心下痞硬。服泻心汤已，复以他药下之，利不止，医以理中与之，利益甚。理中者，理中焦，此利在下焦，赤石脂禹余粮汤主之。复不止者，当利其小便。"黄元御《长沙药解》曰："治伤寒下利不止，利在下焦，服理中汤，利益甚者。己土湿陷，庚金不敛，则为泄利。而己土湿陷之利，其病在中，理中可愈，庚金不敛之利，其病在下，理中不能愈。石脂、余粮，涩滑而断泄利也。"患者反复泻利，前以理中汤、乌梅汤等效果不佳，遂选用赤石脂禹余粮汤，因患者久泄，故以人参、干姜、茯苓、甘草、白术养脾胃之气；久病气血易积聚，故以三棱、莪术行气、行血。

041 黄土汤加减治疗上消化道出血案

患者贾某某，男，58岁，农民。

主诉：胃部疼痛呕吐，黑便3天。

病史：患者1年前因长期口服止疼药出现上腹部疼痛不适，多见于餐后，持续半小时后逐渐缓解，未规范诊治。半年前再次出现腹痛，呕血，色鲜红，量大（约400mL），黑便，遂就诊于当地医院，行相关检查后诊断为"胃溃疡上消化道出血"，予以对症治疗后好转出院。平素进食不易消化的食物后上述症状则发作，自行口服药物后症状缓解（具体药物不详）。3天前进食焖面后感疼痛较前加重，随之出现恶心、呕吐，呕吐物为胃内容物，大便色黑，行胃镜检查示：反流性食管炎；胃溃疡（A2期），5.0cm×1.0cm 巨大溃疡面。刻下：患者无恶寒、发热、无咳嗽、咯痰。上腹疼痛不适，呈胀痛，持续半小时，拒按，神疲乏力，神志清楚，精神欠佳，纳差，少寐多梦，小便正常，大便黑色，舌质淡，苔薄白，脉细缓。

中医诊断：胃脘痛，脾胃气虚证。

西医诊断：胃溃疡，伴上消化道出血。

治则：温脾摄血。

处方：黄土汤加减

厚朴 10g	陈皮 12g	苍术 12g	豆蔻 10g
党参 15g	干姜 15g	黄芪 30g	赤石脂 15g
熟地黄 15g	黄芩 6g	白术 15g	何首乌 12g

茯苓 15g　　　泽泻 10g　　　甘草 8g　　　海螵蛸 15g

5剂，水煎服，每日1剂，早晚分服。

患者服用5剂后胀痛减轻，精神明显好转，恶心感减轻，未再呕吐，大便颜色变浅。后又续服10剂，大便颜色正常，未再有不适感。

按：《金匮要略》曰："下血，先便后血，此远血也，黄土汤主之。"黄土汤方"亦主吐血、衄血"。至于"远血"的形成，唐容川云："系中宫不守，血无所摄而下也。"黄元御《金匮悬解》曰："下血，先便而后血者，此远血，在大便之上者也。便血之证，总缘土湿木遏，风动而疏泄也。"多因中气虚寒，脾失统御之权，则血渗于下，从大便而出。治以黄土汤温脾摄血。方中，黄土、白术、甘草补中燥湿而止血，阿胶、地黄、黄芩滋木清风而泻热，附子暖水土以荣肝木。下血之家，风木郁遏，未尝不生燥热，仲景所以用阿胶、地黄、黄芩；风木郁遏，而生燥热，全由水土之湿寒，仲景所以用白术、甘草、附子。盖水土温暖，乙木荣畅，万无风动血亡之理，风淫不作，何至以和煦之气，改而为燥热哉！燥热者，水寒土湿，生气不遂，乙木郁怒而风动。后世医书，以为肠风专用凉血祛风之药，其命名立法荒陋不通，至于脾肾湿寒之故，则丝毫不知，而一味凉泻。本案中，患者胃溃疡，恶心呕吐，故治疗原则上以暖水燥湿为主，加平胃散、海螵蛸、黄芪以行气和胃，加快溃疡面修复。方中灶心土用赤石脂代替。

042 半夏泻心汤加减治疗慢性胃肠炎案

患者王某某，女，40岁，教师。

主诉：腹泻、胃脘胀4个月。

病史：患者患慢性胃炎2年，四处求医，中西药并用，久治不愈。近4个月因劳累病情加重。行胃肠镜检查示：慢性胃肠炎。口服肠炎宁胶囊，症状时轻时重，未予重视。刻下：胃脘疼痛，腹胀，头晕，恶心，吐酸，胃灼热，午后身热、口干、心跳，厌油腻，大便溏稀日四五行，小便可，舌淡红，苔薄白，脉沉细。

辅助检查：呼气试验：阴性。

中医诊断：腹痛，寒热错杂。

西医诊断：慢性胃肠炎。

治则：平调寒热，和胃止痛。

处方：半夏泻心汤加减

法半夏 10g	党参 10g	黄芩 10g	黄柏 10g
干姜 10g	大枣 4 枚	炙甘草 6g	吴茱萸 6g
茯苓 10g	黄连 3g		

5剂，水煎服，每日1剂。

二诊：患者诉服完5剂后诸证均减。用原方化裁继服20剂，诸证均愈。

按语：半夏泻心汤为治疗呕利痞的主方，临床以心下痞，满而不痛，恶心呕吐，肠鸣、下利为主证，病机为脾胃升降失常，寒热错杂于中。本病案为少阳、太阴并病，而呈上热下寒证，故用半夏泻心汤辛开苦降，寒热同调，使脾健寒去热除胃安。方中半夏降逆止呕，党参、甘草、大枣补益脾胃，干姜辛温散寒，黄芩、黄连苦寒泄热。头晕、心悸为夹饮邪，故加茯苓以散饮。因吐酸、胃灼热，故加吴茱萸合黄连辛开苦降以止酸。诸药合用，辛开苦降，扶中降逆，消痞散结，上方经服月余诸症已。现代多用本方治疗胃中不和，寒热错杂，兼水饮食滞或湿热蕴结的消化系统疾病，如急慢性胃肠炎、胃炎、胃溃疡、幽门梗阻、胃肠功能紊乱、慢性结肠炎等。

043 半夏泻心汤加减治疗慢性胃炎案

患者张某某，女，60岁，退休职工。

主诉：上腹部疼痛10余天，加重3天。

病史：患者平素饮食不规律，10天前因饮食不适后出现上腹痛，呈绞痛，拒按，伴胃灼热、反酸，伴恶心、呕吐，呕吐物为胃内容物，呕吐后腹痛较前略缓解。5天前就诊于我院门诊，予以对症治疗后症状缓解不明显。3天前进食辛辣刺激食物后感上述症状较前加重，再次就诊于我院门诊，予以胃镜检查示：慢性非萎缩性胃炎。刻下：胃脘部疼痛，胃灼热，反酸，口干、口苦，进食后感腹胀不适，神疲乏力，神志清楚，精神、纳食欠佳，少寐多梦，大小便正常，舌质淡，苔薄白，脉细数。

中医诊断：胃脘痛，寒热错杂证。

西医诊断：慢性非萎缩性胃炎。

治疗：平调寒热，和中止痛。

方剂：半夏泻心汤加减

法半夏 10g	黄连 5g	黄芩 15g	党参 30g
干姜 15g	甘草 10g	百合 30g	乌药 15g
柴胡 15g	枳壳 15g	白芍 15g	山药 30g

鸡内金 15g

10剂，水煎服，每日1剂，早晚分服。

二诊：患者诉胃部疼痛已明显减轻，各症状明显减轻。后续服10剂痊愈。

按语：半夏泻心汤是调理脾胃的经典方剂之一。脾、胃同居中焦，为气机升降及水饮上达下输之枢机。脾主升，胃主降，脾胃功能正常，则清气得升，浊阴得降。脾胃功能失常，则清气不升，浊阴不降。中医把人体分为上、中、下三焦，中焦在解剖上包括胃、十二指肠、小肠等器官，胃病与寒热虚实有关，治以半夏泻心汤。患者胃灼热，反酸，口干，口苦，即"诸呕吐酸皆属于热"；进食后腹胀不适，为胃肠动力功能不足的表现，此为寒象。案中用半夏泻心汤平调寒热，和胃降逆，散结消痞，酌加四逆散调肝理脾，和胃止痛。

四 泌尿系统疾病

044 甘姜苓术汤加减治疗前列腺增生案

患者马某某，男，63 岁，退休职工。

主诉：间断尿频伴腰酸半个月。

病史：2 型糖尿病、慢性前列腺炎并前列腺增生 10 余年。患者半个月前尿频，排尿无力，夜尿增多，起夜 5～6 次，曾服滋肾通关丸、缩泉丸、桑螵蛸散、金匮肾气丸等均无明显疗效。1 周前自感尿频、尿急、尿道刺痛感症状加重，在医院查尿常规白细胞（+），尿微量蛋白指标轻度异常，医生建议用左氧氟沙星片、银花泌炎灵片以控制尿路感染。用药 1 周尿路刺激感减少、消失但尿频加剧，每天排尿 10～20 次。为求进一步诊治，特来我院求诊。刻下：尿频、色清白而量多，并感腰酸困重，全身乏力，口干而不渴，食欲减，倦容，大便稀溏，每日 3～4 次，舌质淡，舌体胖，脉缓弱无力。

辅助检查：空腹、餐后血糖、糖化血红蛋白及肾功能均正常。

中医诊断：癃闭，脾肾阳虚。

西医诊断：慢性前列腺炎并前列腺增生。

治则：温阳益肾，温中祛寒。

处方：甘姜苓术汤加减

炙甘草 15g　　干姜 30g　　茯苓 30g　　白术 15g

桑螵 30g　　益智仁 20g　　覆盆子 15g

7 剂，水煎服，每日 1 剂，早晚分服。

7 剂服完后患者尿频转为正常，每夜 2～3 次，精神转佳，大便已成形。为巩固治疗，改服丸药肾气丸，1 个月。

按语：本病即《金匮要略》之"肾着之病"。《金匮要略·五脏风寒积聚病脉证并治》曰："肾着之病，其人身体重，腰中冷，如坐水中，形如水状，反不渴，小便自利……甘姜苓术汤主之。"其中"小便自利"并非指小便正常，"犹曰'不禁'"（《类聚方广义》）。甘姜苓术汤是治疗肾着病的主方，本证为里虚寒太阴证，以腰冷重、小便自利为主证。本方由甘草干姜汤加茯苓、白术而成。《金匮要略·肺痿肺痈咳嗽上气病脉证治》曰："肺痿吐涎沫而不咳者，其人不渴，必遗尿，小便数，所以然者，以上虚不能制下故也……甘草干姜汤以温之。"甘草干姜汤能温中生津液，治疗小便异常而伴见腰酸痛、口中和者，疗效显著。

045 肾着汤加减治疗遗尿案

患者王某某，女，12 岁，学生。

主诉：尿床 5 年。

病史：患者 5 年前每天夜尿频繁，一般 5～6 次，不受控制。曾用六味地黄丸、肾气丸、缩泉丸无效。刻下：遗尿，没有其他不适，偶有口臭，纳可，大便正常，舌质淡，有齿痕，舌苔薄白，脉沉细弱。

中医诊断：遗尿，肾阳虚。

西医诊断：遗尿。

治则：温阳化饮。

处方：肾着汤加减

茯苓 15g	干姜 15g	白术 15g	炙甘草 6g
桂枝 10g	龙骨 10g（先煎）	牡蛎 10g（先煎）	肉豆蔻 10g
补骨脂 10g	五味子 10g	吴茱萸 5g	

7剂，水煎服，每日1剂。

二诊：患者诉服上方后，症大减，夜尿1～2次。上方加生白术15g，继服7剂。

三诊：患者诉夜尿1～2次，已不尿床，大便调。嘱再进原方1个月以巩固治疗。随访至今，痊愈。

按语：《金匮要略·五脏风寒积聚病脉证并治》曰："肾着之病，其人身体重，腰中冷，如坐水中，形如水状，反不渴，小便自利，饮食如故，病属下焦。身劳汗出，衣里冷湿，久久得之，腰以下冷痛，腹重如带五千钱，甘姜苓术汤主之。"患者属阴寒水湿内停而见腰部冷重感。阳虚温化无力，水饮内停，津不上承，故口干而不欲饮。水饮内停，寒湿下注则小便频数而遗尿。茯苓、白术并用，温中祛寒，所以治小便自利、小便频数，干姜重用，配合茯苓、白术更治太阴里虚寒。再酌加桂枝及龙骨牡蛎汤，以调和阴阳、潜镇摄纳。

046 理中汤合四神丸加减治疗神经性尿频案

患者王某某，男，45岁，货车司机。

主诉：尿频伴流涎1年余。

病史：患者于1年前因头部外伤导致蛛网膜下腔出血，经手术引流后遗留有尿频，每天15～25次，不分昼夜，夏天尤甚，伴睡觉流口水，曾服抗胆碱药、百令胶囊、附子理中丸、金匮肾气丸、六味地黄丸、补肾丸等药，均效果不明显。刻下：尿频，每日20余次，不分昼夜，伴睡觉流涎，常致枕头局部湿透，精神疲倦，无口干、口苦，大便稀软，餐后即刻大便，每日3～5次。舌淡胖，边有齿痕，苔白腻滑，脉沉迟无力。

辅助检查：血、尿常规、膀胱镜彩超等检查均无明显异常。

中医诊断：尿频，脾肾阳虚。

西医诊断：神经性尿频。

治则：温补脾肾。

处方：理中汤合四神丸加减

党参30g   茯苓20g   苍术15g   干姜15g

补骨脂15g   肉豆蔻20g   五味子10g   吴茱萸10g

炒白术15g   炙甘草10g

7剂，水煎服，每日1剂。

二诊：患者诉服此方效果甚好，7剂中药服完后尿频次数明显减少，大便好转，仍有流涎。为防止复发，上方减干姜为10g，继服7剂。

三诊：患者诉大小便好转，精神尚可。嘱其口服附子理中丸1个月，每日1丸，每日2次。随访，未再发作。

按语：《金匮要略·肺痿肺痈咳嗽上气病脉证治》曰："肺痿吐涎沫而不咳者，其人不渴，必遗尿，小便数，所以然者，以上虚不能制下故也。此为肺中冷，必眩，多涎唾，甘草干姜汤以温之。"患者尿频伴流涎，大便溏，正合理中丸方证。方中，附子、干姜温中散寒，党参、白术、甘草补气健脾除湿，苍术止泻。患者精神疲倦，大便稀软，舌淡胖，边有齿痕，苔白腻滑，脉沉迟无力，乃四神丸方证。方中补骨脂温阳补肾，吴茱萸温中散寒，肉豆蔻、五味子收涩止泻。诸药合用，故效果迅捷。

047 苓甘五味姜辛汤合小柴胡汤加减治疗咳嗽伴遗尿案

患者杜某某，女，47岁，个体户。

主诉：咳嗽伴遗尿1个月。

病史：患者1个月前因外感风寒感冒发热在当地医院输液青霉素注射液、盐酸氨溴索治疗，发热症状消失，但出现频繁咳嗽，且用力咳嗽时常有小便排出，有时量多，有时量少，曾到处求医，效果皆不明显。经人介绍前来就诊。刻下：阵发性咳嗽，用力咳嗽时常伴有小便排出，常致内裤湿透，自觉气顶咽痒则咳，痰少，咳时胸满，无法上班，口干、咽干、不欲饮，无口苦，大便时干时溏,每日1次。舌淡,苔白腻,脉寸浮,关尺沉。

辅助检查:门诊查胸片提示慢性支气管炎,血常规、尿常规无异常。

中医诊断:咳嗽,寒饮上逆。

西医诊断:慢性支气管炎。

治则:温肺散寒,降气化痰。

处方:苓甘五味姜辛汤合小柴胡汤加减

桂枝20g	茯苓30g	法半夏10g	紫苏子30g
细辛3g	干姜10g	厚朴20g	五味子15g
柴胡30g	黄芩15g	党参15g	炙甘草10g

7剂,每日1剂,水煎服。嘱忌食海鲜、辛辣食物。

二诊:患者诉服完第3剂中药咳嗽明显减轻,遗尿已除,服完7剂咳嗽尽止。为防止复发,予附子理中丸善后。

按语:《素问·咳论》曰:"膀胱咳状,咳而遗溺。""肾咳之状,咳则腰背相引而痛,甚则咳涎。"《医学三字经·咳嗽》曰:"《内经》云:'五脏六腑皆令人咳,不独肺也。'然肺为气之市,诸气上逆于肺,则呛而咳,是咳嗽不止于肺而亦不离于肺也。"本案为外感风寒致寒饮上冲于肺而发生咳嗽。患者咳嗽,口干不欲饮,苔白腻,关尺脉沉,为寒饮咳嗽,方用苓甘五味姜辛汤可温肺化饮;咳嗽呈阵发性发作,自觉气顶咽则咳,寸脉浮,为寒饮上冲证,酌加桂枝、干姜、五味子、细辛以通阳和肺、利水;咽干,咳嗽时胸满,脉关尺弦,为少阳证,用小柴胡汤以和解少阳;另加法半夏化饮、紫苏子降气化痰。

048 五苓散加减治疗尿频案

患者张某某,男,56岁,职员。

主诉:尿频伴口干半年余。

病史:患者半年前感冒后出现尿频,白天明显,每日15～20次,每次量不多,伴口干,饮水多亦无缓解,无尿急、尿痛,曾四处求医,效果均不明显。经人介绍前来就诊。刻下:患者精神疲倦,尿频白天甚,约半小时1次,口干,饮水多不解,无口苦,无尿急、尿痛,大便偏黏。舌淡,苔白腻,脉关尺沉细。

辅助检查:泌尿系彩超示:前列腺肥大。

中医诊断:癃闭,肾阳虚兼水湿内停证。

西医诊断:神经性尿频,前列腺肥大。

治则:温阳化气,利湿行水。

处方:五苓散加减

桂枝 10g	茯苓 30g	猪苓 15g	盐泽泻 15g
白术 15g	党参 15g	干姜 10g	炙甘草 10g
乌药 10g	益智仁 30g		

5剂,每日1剂。

二诊:患者诉服完5剂中药,尿频症状明显改善,每日10余次。效不更方,守方继服7剂而愈。

按语:神经性尿频指非感染性尿频、尿急。其发病特点为尿频、尿急,一有尿意就不能忍耐,睡着后无尿频,排尿次数可从正常每天6～8次增至20～30次,甚至每小时10多次,且每次排尿量很少，多与精神因素有关。《素问·灵兰秘典论》曰："三焦者，决渎之官，水道出焉。膀胱者，州都之官，津液藏焉，气化则能出矣。"中医学认为此病主要与三焦和肺、脾、肾有关。《伤寒论》曰："若脉浮，小便不利，微热消渴者，五苓散主之。"五苓散为治水之圣剂，对于水液失常的小便不利或尿急、尿频有特效。患者尿频，每次量不多（状如小便不利），口渴多饮水而不解（状如消渴），加之寸脉浮，为膀胱气化不利、水湿内停证。脉关尺沉细，主肾阳虚；精神疲倦，大便偏黏，舌淡，苔白腻，为脾胃阳虚；口干为肾阳虚水液内停，津不上承。方用五苓散可温阳化气、利湿行水。

《伤寒来苏集》曰："猪苓色黑入肾，泽泻味咸入肾，具水之体，茯苓味甘入脾，色白入肺，清水之源，桂枝色赤入心，通经发汗，为水之用，合而为散，散于胸中则水精四布，上滋心肺，外溢皮毛，通调水道，一汗而解矣。"五苓散方中，重用泽泻为君药，以其甘淡渗湿利水；猪苓、茯苓为臣药，协助和加强利水渗湿之功；白术、桂枝为佐药，一以健脾而运化水湿之邪，一以温阳化气而利水，外散风寒以解表。酌加乌药、益智仁以温补脾肾。诸药相伍，甘淡渗利为主，佐以温阳化气，使水湿之邪从小便而去。五苓散非专于利水，而是健运中焦，促进脾之吸收、肺之布散，化有形之水为无形之水之剂，所治诸证以小便不利、舌苔白滑、脉浮或缓为证治要点。

049 八味肾气丸合缩泉丸加减治疗尿频案

患者孔某某，男，53岁，司机。

主诉：夜间尿频两年余。

病史：患者两年前开始夜间尿频，每晚小便10次左右，无法安睡，在当地医院查彩超提示前列腺增生，曾服用盐酸特拉唑嗪片、前列舒通胶囊、金匮肾气丸及中药，均无明显改善。经亲戚介绍前来就诊。刻下：患者精神疲倦，白天欲寐，夜间尿频，每次尿量少，平均每晚10余次，伴腰酸软无力，无口干、口苦，大便黏腻不爽。舌质淡，边有齿痕，苔白腻，脉沉细。

辅助检查：彩超提示前列腺增生。

中医诊断：尿频，肾阳虚。

西医诊断：前列腺增生。

治则：温肾助阳，补肾缩尿。

处方：八味肾气丸合缩泉丸加减

熟地黄 20g	茯苓 10g	山药 15g	山茱萸 15g
乌药 10g	益智仁 15g	桔梗 10g	前胡 10g
泽泻 10g	牡丹皮 10g	肉桂 10g	制附子 10g（先煎）
桑螵蛸 15g	怀牛膝 30g		

7剂，水煎服，每日1剂。

二诊：患者诉服此方后夜尿明显减少，每晚3～4次，腰酸软明显改善。效不更方，继服14剂善后，1个月后回访夜间尿频未复发。

按语：《金匮要略·血痹虚劳病脉证并治》曰："虚劳腰痛，少腹拘急，小便不利者，八味肾气丸主之。"患者白天欲寐，夜间尿频，每次尿量少，伴腰酸软无力，为肾阳虚之证，八味肾气丸温补肾阳，可治疗；小便频数，夜间尿频，为肾虚遗尿，缩泉丸补肾缩尿，可治疗；加桑螵蛸者，取其固精缩尿、补肾助阳之功；加怀牛膝，取其补肝肾、强筋骨、止腰膝酸软之功；加桔梗、前胡开宣肺气的药物，上窍开则下窍利。

050 桂枝甘草龙骨牡蛎汤加减治疗阳痿案

患者周某某，男，40岁，个体户。

主诉：阳事不举多年。

病史：患者结婚10余年，育有一女，现生育政策放宽，拟备孕二胎，但自觉近几年力不从心，每次同房前无性欲，同房时阳事不举，曾四处奔波，求医未果。经朋友介绍就诊。刻下：患者精神疲倦，由于平时工作和生活压力较大，要供房供车，故时常感觉乏力，自觉无明显性欲，怕冷怕风，经常出汗，活动后尤甚，手脚冷，无口干、口苦，纳眠正常，二便正常。舌质淡，苔白腻，脉沉细无力。

中医诊断：阳痿，肾精亏虚，阳郁厥逆。

西医诊断：阳痿。

治则：补肾助阳，温补心阳，疏肝调脾。

处方：桂枝甘草龙骨牡蛎汤加减

肉桂 10g　制附子 10g（先煎）　熟地黄 30g　　山茱萸 25g

淮山药 25g　牡丹皮 20g　　茯苓 20g　　　盐泽泻 20g

党参 30g　　柴胡 15g　　　菟丝子 30g　　蛇床子 15g

白芍 15g　　煅龙骨 30g（先煎）　煅牡蛎 30g（先煎）　枳壳 15g

炙甘草 10g

7剂，水煎服，每日1剂。

患者次日上午电话告知，服药1剂，效果媲美伟哥，却无不适反应，当晚阴茎勃起明显，从晚餐后坚挺至同房后，万分感谢。嘱其服完7剂。

二诊：患者精神明显改善，自觉服药期间每天无疲劳感，性欲明显提升，时有不自主勃起。考虑患者要回深圳工作，故予上方继服30剂。

三诊：患者介绍的朋友前来就诊，告知我患者阳痿已经痊愈，其妻子已经怀孕，特表示感谢。

按语：阳痿是指青壮年男子阴茎痿弱不起，临房举而不坚，或坚而不能持久的病证。阳痿的病因虽然复杂，但以房劳太过、频犯手淫为多见。病位在肾，并与脾、胃、肝关系密切。本病主要是命门火衰、心脾受损、恐惧伤肾、肝郁不舒、湿热下注等，导致宗筋失养而弛纵所致。辨证要点主要是辨别有火无火及分清脏腑虚实。阳痿的治疗主要从病因、病机入手，属虚者宜补，属实者宜泻，有火者宜清，无火者宜温。命门火衰者，应温肾壮阳，滋肾填精，忌纯用刚热燥涩之剂，宜选用血肉有情温润之品；心脾受损者，补益心脾；恐惧伤肾者，益肾宁神；肝郁不舒者，疏肝解郁；湿热下注者，苦寒坚阴，清热利湿。节制房事，戒除手淫，调节好情志，都是重要的辅助治疗措施。

阳痿，《素问·阴阳应象大论》和《灵枢·邪气脏腑病形》称为"阴痿"，《灵枢·经筋》称为"阴器不用"，《素问·痿论》称为"筋痿"，认为"思想无穷，所愿不得，意淫于外，入房太甚，宗筋弛纵，发为筋痿"。《黄帝内经》认为阳痿的病因是"气大衰而不起不用""热则纵挺不收""思想无穷，所愿不得"和"入房太甚"，认识到气衰、邪热、情志和房劳可引起本病。《诸病源候论·虚劳阴痿候》曰："劳伤于肾，肾虚不能荣于阴器，故痿弱也。"认为本病由劳伤及肾虚引起。《济生方·虚损论治》提出真阳衰惫可致阳事不举。《明医杂著·男子阴痿》指出除命门火衰外，郁火甚也可致阴痿。至明代《景岳全书》立《阳痿》篇，始以阳痿名本病。该书论述其病因、病机和治疗都较全面。本例患者怕风，经常出汗，活动后尤甚，辨证属太阳病桂枝甘草龙骨牡蛎汤温补心阳、安神救逆方证；患者精神疲倦，手脚冷，自觉无明显性欲，舌质淡，苔白腻，六部脉沉细无力，辨证属少阴、太阴合病之肾气丸方证可补肾助阳；考虑患者平时工作和生活压力较大，故合用四逆散可透解郁热、疏肝理脾。

051 乌梅丸合桂枝茯苓丸加减治疗遗精案

患者汪某某,男,23岁,大学生。

主诉:反复遗精3年余。

病史:患者未婚,在读大学,自诉近3年来因反复手淫致经常遗精,遗精过后精神疲倦,注意力无法集中,且记忆力下降,曾在省内各家医院多次就诊,均效果欠佳。经人介绍前来就诊。

刻下:患者精神疲倦,基本两天遗精1次,下腹部酸闷感,尤其是遗精后,口干、口苦,手脚冰冷,上课注意力无法集中,且记忆力下降,纳眠正常,小便正常,大便不成形。舌质淡,苔白腻,寸脉浮,关尺脉沉微。

中医诊断:遗精,寒热错杂。

西医诊断:遗精。

治则:平调寒热,活血化瘀。

处方:乌梅丸合桂枝茯苓丸加减

肉桂 10g	制附子 10g(先煎)	细辛 3g	黄连 5g
黄柏 15g	当归 10g	党参 20g	干姜 10g
乌梅 15g	煅龙骨 30g(先煎)	煅牡蛎 30g(先煎)	苍术 15g
茯苓 30g	牡丹皮 15g	白芍 15g	桃仁 10g

7剂,水煎服,每日1剂。

二诊:患者精神明显好转,服药7天之内遗精1次,自觉疲劳感减轻许多,口干、口苦、手足冷均改善,小腹酸闷感减轻,大便已成形。患者要去外地上学要求开多一些,故减黄连为3g,

其余药物不变，继服 30 剂。

三诊：患者电话告知，未再出现遗精情况，精神、注意力和记忆力均明显改善。考虑患者在学校读书期间不方便煎药，遂改为膏方继续调理 1 个月。

按语：《类证治裁·遗泄》曰："凡肝脏之精，悉输于肾，而恒扰于火，火动则肾之封藏不固，心为君火，肝肾为相火，君火一动，相火随之，而梦泄焉。"患者在上表现为口干、口苦，寸脉浮之上热证；在中表现为下腹部酸闷感，大便不成形，舌质淡，苔白腻之中虚寒证；在下表现为遗精，手脚冰冷，关尺脉沉微之下降阳虚证。诸症相合，辨证为乌梅丸方证，缓肝调中、清上温下，寒热同调，三焦同治。患者上课注意力无法集中，且记忆力下降，属久有瘀血所致，故予桂枝茯苓丸以活血化瘀。

052 桂枝苓胶汤加减治疗尿路感染案

患者张某，女，35 岁，教师。

主诉：间断尿频尿急 2 年，加重伴尿痛 1 周。

病史：患者 2 年前无明显诱因出现尿频尿急、排尿不适感，就诊于当地医院给予口服左氧氟沙星胶囊、呋喃妥因、清灵颗粒、银花泌炎灵片及中药汤剂治疗后症状有所改善，后每因劳累则上症发作。1 周前患者自觉上述症状再次出现且较前加重，伴尿痛，查血常规示平均红细胞血红蛋白浓度为 313g/L，血小板压积为 0.16%，淋巴细胞绝对值为 1.09×10^9/L，尿常规示比重为 1.03。患者此次发病以来，未出现恶寒发热、头痛、全身酸痛、恶心呕吐、腰痛、水肿等症。刻下：尿频、尿急、尿痛，小腹疼痛不适，纳食一般，睡眠尚可，大小便正常，舌质红苔黄，脉弦滑。

中医诊断：淋证，热淋。

西医诊断：尿路感染。

治法：理气宣导，清热通淋。

处方：桂枝苓胶汤加减

甘草 8g	桂枝 15g	白芍 15g	茯苓 15g
当归 15g	牡丹皮 15g	桃仁 15g	红花 12g
杏仁 15g	金钱草 30g	大黄 6g（后下）	黄芪 30g
白术 15g	泽泻 10g	人参 10g	干姜 10g
栀子 10g	白鲜皮 20g	土茯苓 30g	山药 30g

5 剂，水煎服，每日 1 剂，早晚分服。

患者服用 5 剂后尿频、尿痛明显缓解，后续服 10 剂痊愈。

按语：桂枝苓胶汤见于《四圣心源·六气治法·治厥阴风木法》，该书卷七《淋沥根原》记载："淋沥者，乙木之陷于壬水也。膀胱为太阳寒水之府，少阳相火随太阳而下行，络膀胱而约下焦，实则闭癃，虚则遗溺。相火在下，逢水则藏，遇木则泄。癸水藏之，故泄而不至于遗溺；乙木泄之，故藏而不至于闭癃，此水道所以调也……水欲藏而木泄之，故频数而不收；木欲泄而水藏之，故梗涩而不利。木欲泄而不能泄，则溲溺不通；水欲藏而不能藏，则精血不秘。缘木不能泄，生气幽郁而为热，溲溺所以结涩；水不能藏，阳根泄露而生寒，精血所以流溢。而其寒热之机，悉由于太阴之湿。湿则土陷而木遏，疏泄不行，淋痢皆作。淋痢一理，悉由木陷，乙木后郁于谷道则为痢，前郁于水府则为淋。其法总宜燥土疏木，土燥而木达，则疏泄之令畅矣。"患者尿频、尿急、尿痛，在治疗上选取厥阴风木方以疏木、达木，即以茯苓、泽泻、甘草、白术、干姜、人参培土而泻湿，桂枝、芍药疏木而清风，牡丹皮、栀子清三焦之火，木气下陷，其精血必随之下陷，则以山药收敛，并以桃仁、红花行血。

五 内分泌系统疾病

053 芍药甘草汤加减治疗不安腿综合征案

患者晋某某，女，40岁，东湖龙村。

主诉：腓肠肌痉挛15年。

病史：患者诉15年前产后出现腓肠肌酸、麻、胀、痛之感，夜间时有痉挛抽搐感，经按揉可缓解，西医诊断为不安腿综合征，曾予以口服大小活络丹、活血止痛胶囊、中药熏药、补钙、按摩、抗炎止痛药等治疗，症状缓解，但一直未愈。近半年症状加重，不能安睡，查体两腿关节活动正常，按委中、承山穴有明显酸胀感。刻下：夜间双下肢腓肠肌痉挛抽搐，白天有酸、麻、胀、痛感，头晕乏力，夜卧不安，食欲不佳，坐立不安。舌淡红，舌面中裂，苔薄白，脉涩。

中医诊断：肌痹，肝血不足，筋脉失养。

西医诊断：不安腿综合征。

治则：柔肝养血，缓急舒筋。

处方：芍药甘草汤加减

生白芍 60g　　甘草 30g

5 剂，水煎服，每日 1 剂，早晚分服。

二诊：患者诉服药后大便次数增多且不成形。仔细询问病情，患者自觉大便以后腓肠肌痉挛症状明显改善，纳眠改善。考虑白芍具有通便作用，属于排病反应。调整处方为：

白芍 30g　　甘草 15g　　伸筋草 10g　　透骨草 10g

共服上药 30 剂痊愈。后随访 1 年余未再发作。

按语：腓肠肌痉挛，即"脚挛急"，用芍药甘草汤主治。肝藏血，主筋，肝血不足，筋脉失养，可致四肢筋脉酸楚不适或痛、或麻、或胀。芍药甘草汤见于《伤寒论》："伤寒脉浮，自汗出，小便数，心烦，微恶寒，脚挛急……更作芍药甘草汤与之，其脚即伸。"本案用芍药甘草汤酸甘化阴、柔肝和脾、滋阴养血、缓急止痛的功效，专治腓肠肌痉挛抽搐，故此汤又名"去杖汤"。中医重视实证，古代医家经过千百万次的临床试验得出来的经验，屡试屡效，虽然对一病一方，各家的解释不同，但疗效胜于任何解释，正所谓"横看成岭侧成峰，远近高低各不同"而已。

054 四神煎加减治疗膝关节积液案

患者李某某，男，60岁，退休职工。

主诉：左侧膝关节肿胀、疼痛、活动受限1年余。

病史：患者1年前双膝关节疼痛，左侧膝关节尤甚，双侧膝关节活动受限，当时未做任何治疗，自行休息可缓解。1周前因劳累致上述症状加重。刻下：左侧膝关节肿胀、疼痛，局部扪之灼手，活动受限，浮髌试验（+），气短自汗，畏寒腰痛，面色无华，舌淡，苔白厚腻，舌下络脉紫暗。

中医诊断：骨痹、热痹兼瘀滞。

西医诊断：左膝滑膜炎，左膝骨关节病，左膝关节积液。

治则：清热解毒补气，利水活血，通络止痛。

内服处方：四神煎加减

| 黄芪60g | 怀牛膝15g | 石斛20g | 金银花30g |
| 防己15g | 伸筋草15g | 鸡血藤30g | 忍冬藤30g |

6剂，水煎服，每日1剂，早晚分服。

外用处方：

盘龙7片研碎，用蜂蜜调成糊状，保鲜膜覆盖在肿胀部位，24小时更换1次。7日一个疗程。

按语：骨痹，乃膝关节肿大疼痛，与膝关节相通之上腿及下腿则消瘦，重者形如鹤鸟之膝，即为现代医学的膝关节病，包括膝关节腔积液、风湿性膝关节炎等。该病发展到状如鹤鸟之膝，就成了甚难治愈的顽疾。本例虽未发展至此，但已经严重影响患者生活，疼痛难忍，反复发作。

四神煎，用药五味，载于清代鲍相璈所著《验方新编》，原方剂量为：生黄芪半斤，石斛四两，怀牛膝三两，远志三两，银花一两（后下）。本例患者双膝阵发性剧痛，虽没有肿如鹤膝，但步履维艰，类如《伤寒论》中"风湿相搏，骨节疼烦，掣痛不得屈伸，近之则痛剧"的风湿证。方中重用黄芪补气健脾利水，气旺则周流全身，气行则水行，水湿自去，金银花清热解毒，余为活血利水、通络止痛之药，配合牛膝补肝肾兼引药下行至病灶。

055 猪苓汤加减治疗急性膀胱炎案

患者梁某某，女，53 岁，职员。

主诉：尿频 1 个月余，加重伴烧灼感 1 周。

病史：患者平素睡眠欠佳，1 个月前出现尿频，感腰部憋胀不适，无尿痛、烧灼感，于 3 月 29 日就诊，行尿常规检查示急性膀胱炎，泌尿系统彩超检查示双肾、输尿管、膀胱未见明显异常，残余尿量未见明显异常。予以口服阿莫西林克拉维酸钾片、呋喃妥英肠溶片抗感染治疗，感觉症状略有好转，1 周前感觉症状较前加重，伴烧灼感不适。刻下：尿频、伴烧灼感不适，口干渴，全身乏力，神志清楚，精神欠佳，少寐多梦，大便正常，舌质红，苔黄腻，脉濡数。

中医诊断：淋证，膀胱蕴热证。

西医诊断：急性膀胱炎。

治则：养阴、清热、通淋。

处方：猪苓汤加减

猪苓 15g	瞿麦 15g	麸炒山药 30g	干姜 10g
茯苓 15g	甘草 10g	酒山茱萸 15g	盐泽泻 12g
制何首乌 12g	牡丹皮 15g	滑石 10g	广金钱草 20g
党参片 15g			

5付，水煎服，每日1剂，早晚分服。

患者服药后反馈：尿频、伴烧灼感不适较前明显减轻，口干渴较前缓解，效果佳！

按语：《伤寒论》云："若脉浮发热，渴欲饮水，小便不利者，猪苓汤主之。"方中，猪苓淡渗利水清热，茯苓健脾渗湿安神，泽泻利水滋阴，滑石清热利水通淋导热下行。诸药合用，共奏清热、利水、滋阴、安神之功。

056 黄芪桂枝五物汤加减治疗糖尿病合并周围神经病变案

患者薛某某，女，53岁，家庭妇女。

主诉：患糖尿病10余年，伴手足麻木1年余。

病史：患者于10余年前因体检发现血糖升高，诊断为2型糖尿病，开始口服西药二甲双胍缓释片、格列齐特片以及降糖活血胶囊，血糖一直波动在 6～15mmol/L 之间。未严格按照糖尿病的病情来安排饮食、运动。平时有多饮、多尿症状，精神倦怠，四肢乏力，眠差，腰膝酸软，1 年前又感手足麻木，袜套样感觉。刻下：四肢末梢麻木，有袜套样感觉，精神疲倦，舌质淡红，脉沉细无力。

辅助检查：空腹血糖 13.5mmol/L，糖化血红蛋白 9.8，尿糖（+），尿蛋白（+）。

中医诊断：消渴，痹病，气虚血瘀。

西医诊断：2 型糖尿病合并周围神经病变。

治则：益气养阴，活血通络。

处方：黄芪桂枝五物汤加减

黄芪 30g	丹参 30g	葛根 12g	党参 20g
麦冬 30g	五味子 10g	山茱萸 20g	桂枝 15g
赤芍 15g	白芍 15g	鸡血藤 30g	海风藤 15g
络石藤 15g	威灵仙 15g	豨莶草 20g	

10 剂，水煎服，每日 1 剂，早晚分服。

原服西药（二甲双胍缓释片、格列齐特片）不变，平时监测血糖。

二诊：患者倦怠、乏力减轻，全身较前有力，四肢刺痛、烧灼感减轻，但仍麻木。前方黄芪酌加为 60g，10 剂，西药不变。

三诊：患者倦怠、乏力感消失，精神转佳，全身有力，已能参加一般体力劳动，面色红润，四肢刺痛、烧灼感消失，麻木感明显减轻，脉仍沉细但已有力。空腹血糖 8.9mmol/L。黄芪加至

80g，10剂，水煎服。

四诊：患者四肢麻木感消失，查空腹血糖 8.1mmol/L。上方加桃仁、红花、地龙，10剂，西药不变。

按语：消渴病是一种病及多个脏腑的疾病，影响气血的正常运行，消渴病日久则易病久入络，使血行不畅而致血脉瘀滞。血瘀是消渴病的重要病机之一，且消渴病多种并发症的发生也与血瘀密切相关。本病例四诊合参辨证为气虚血瘀，选用黄芪桂枝五物汤补气活血通络，酌加赤芍、白芍、鸡血藤、海风藤、络石藤、威灵仙、豨莶草通经络，麦冬、五味子、山茱萸养阴降糖。

057 小柴胡汤合五苓散加减治疗特发性水肿案

患者吕某某，女，45岁，教师。

主诉：反复浮肿半年余。

病史：患者半年前无明显诱因开始出现全身面部、四肢浮肿，晨起为甚，眼睑和面部明显，手指自觉发胀。曾在当地医院检查血常规、大小便常规、肝功能、肾功能、血压均正常，医院诊断为"更年期综合征"，服用调节自主神经功能的药物后无改善，经人介绍前来就诊。刻下：患者精神稍倦，面部微浮肿，眼睑浮肿，双踝关节浮肿，自觉手指发胀，口干、口苦，心烦，易发脾气，入睡困难，食欲缺乏，小便量少、次数多，大便黏腻。舌淡，边有齿痕，舌苔白腻，脉弦。

辅助检查：血常规、大小便常规、甲状腺功能、肝功能、肾功能、血压均正常。

中医诊断：水肿，肝郁脾虚，水湿内停。

西医诊断：特发性水肿。

治则：疏肝健脾，除烦利尿。

处方：小柴胡汤合五苓散加减

苍术 20g	茯苓 20g	泽泻 20g	猪苓 15g
柴胡 30g	黄芩 20g	法半夏 15g	桂枝 10g
党参 15g	石膏 30g（先煎）	生姜 3 片	红枣 15g
炙甘草 10g			

7剂，水煎服，每日1剂。

二诊：患者诉服完第5剂，全身各处浮肿尽消，手指发胀感、口干、口苦皆除。7剂服完，体重减轻超过1kg，自觉身体轻松许多，活动自如。为防止复发，上方去石膏，继服7剂，嘱其平时坚持锻炼身体。

按语：少阳属胆与三焦，因胆内藏精汁而主疏泄，胆和则脾胃无患，脾胃纳化水谷功能健全。"三焦者，决渎之官，水道出焉"，若脾胃功能失常，三焦不通，均可发生水肿。仲景用小柴胡汤时言"上焦得通，津液得下"，即小柴胡汤既可宣通上焦，又可下输津液，即有治疗水肿之功，仲景虽未明示，但已意在其中。本例患者精神稍倦，纳差，口苦，心烦，易发脾气，脉弦，属少阳病小柴胡汤方证，可解表散热、疏肝和胃；患者面部微浮肿，眼睑浮肿，双踝关节浮肿，自觉手指发胀，口干，小便不利，舌淡，边有齿痕，苔白腻，属五苓散方证，可利水渗湿、温阳化气；患者口干，心烦，加石膏可清热生津。故此例患者予小柴胡汤合五苓散加石膏，取效甚佳。

特发性水肿是一种水盐代谢紊乱的综合征，细胞外液在皮下间隙有异常增多，属西医内分泌系统疾病，多发生于20～50岁生育期妇女，是临床常见的疾病，呈慢性病程，以四肢水肿为主要症状，劳累、午后加重，按之可见凹陷性水肿，一日内体重变化较大，水肿多为轻中度，周而复始。约有半数患者有肥胖倾向，部分患者可伴有直立性低血压，伴见乏力，面色苍白、虚浮，四肢沉重感，腰酸痛，故脘闷，纳少，甚至腹胀，便溏，涎多，口不渴，小便清长，形寒，畏冷神疲，舌质淡、边有齿痕，苔白腻，脉多沉弦或沉微等症状。患者常有自主神经功能失调，可有程度不同的神经过敏、情绪不安、多汗、潮热等表现，常于精神创伤、环境变更后起病。西医无明确原因可查，血、尿、大便常规检查，肝肾功能、生化测定、血浆蛋白定量均正常，X线片检查、心电图、B超、心功能测定均正常，并排除其他因素引起的水肿。西医采用利尿剂、孕激素及改善毛细血管通透性的药物治疗，或者物理疗法，但没有根治法。中医药学对此病的认识、治疗方面有独特的方法，采用辨证治疗，往往收到很好的疗效。

此种病症的发生与肝、脾、肾三脏关系十分密切。肝性喜条达，恶抑郁，若情志不畅，肝木不能条达，肝郁气滞，则血行不利而形成血瘀；血从水化，泛溢肌肤，发为水肿，且水肿的发生或加重均与情绪和月经周期相关，即气行则水行，气滞则水停。脾主运化，主司升清降浊，脾虚中阳不振，健运失司，气不化水，以致水邪泛滥，可见面浮足肿。湿为阴邪，其性黏滞、重浊，其性下驱，故可见四肢沉重感；脾气亏虚，不能升举阳气，气不摄津则见乏力，面色苍白，涎多，口不渴；劳累后更易于损伤脾气，故水肿加重；水湿中阻，脾胃纳运无力，故脘闷纳少，甚至腹胀、便溏。

058 真武汤合当归芍药散加减治疗水肿案

患者秦某某，男，68岁，退休职工。

主诉：气喘伴双下肢浮肿1周余。

病史：患者因急性左心衰合并肾功能不全在当地医院住院治疗1周余，每日用强心、利尿和扩血管药物治疗，效果欠佳，心衰指标甚高（BNP > 5000pg/mL），患者症状无明显改善，气喘无法平卧，端坐呼吸，腹痛，双下肢凹陷性水肿。当地医院强烈建议家属转院至上级医院。家属因与我为好友，特邀前去会诊。刻下：患者精神疲倦，面色苍白，口干、口苦，气喘、气短，不能平卧，讲话言语欠清，腹痛，食欲不佳，双下肢水肿，小便少，大便正常。舌淡，苔白滑，脉寸沉，关尺弦。

中医诊断：水肿，脾肾两虚，阳虚水泛。

西医诊断：急性左心衰。

治则：温阳利水，健脾燥湿。

处方：真武汤合当归芍药散加减

制附子 20g（先煎）　白芍 15g　　苍术 20g　　防己 15g

茯苓 30g　　　　　　当归 15g　　泽泻 30g　　川芎 15g

桂枝 20g　　　　　　杏仁 15g　　红枣 5 枚　　生姜 8 片

3 剂，水煎服，每日 1 剂，少量多次频服。

二诊：患者家属诉患者服完第 2 剂，情况好转许多，夜间可平躺睡觉，面色苍白改善，水肿已消。嘱原方继续服用 5 剂。

三诊：患者家属诉患者病情已经平稳，讲话及表达清晰，夜间平卧睡眠香，下肢水肿尽消，面色改善明显，病情基本恢复。调整处方，巩固治疗。

按语：《丹溪心法·喘》曰："肺以清阳上升之气，居五脏之上，通荣卫，合阴阳，升降往来，无过不及，六淫七情之所感伤，饱食动作，脏气不和，呼吸之息，不得宣畅而为喘急。亦有脾肾俱虚，体弱之人，皆能发喘。又或调摄失宜，为风寒暑湿邪气相干，则肺气胀满，发而为喘。又因痰气皆能令人发喘。治疗之法当究其源，如感邪气，则驱散之，气郁即调顺之，脾肾虚者温理之，又当于各类而求。"患者精神疲倦，双下肢水肿，小便少，脉寸沉，关尺弦，属少阴病真武汤方证，可温阳利水、健脾燥湿；面色苍白，腹痛，双下肢水肿，属血虚水停之当归芍药散方证，可养血调肝、健脾利湿；口干，气喘，双下肢浮肿，苔白滑，脉关尺弦，属水饮内停之候，故合方以温阳利水、健脾燥湿而水肿自消。

059 桂枝芍药知母汤合四妙散加减治疗痛风案

患者王某某，男，45岁，厨师。

主诉：右踝关节红肿疼痛10余天。

病史：患者痛风多年，从事厨师工作，平素进食海鲜、饮酒较多，每年体检尿酸均超标明显。为进一步诊治，经单位同事介绍前来就诊。刻下：患者疲倦乏力，痛苦面容，右踝关节肿痛微热，按之痛甚，口干夜甚，无口苦，大便2～3日1次，质软，小便短赤，怕冷、怕风，腰酸痛，因疼痛而纳眠差。舌质淡，苔白腻，脉弦细。

辅助检查：查尿酸示650μmol/L。

中医诊断：痹症，风寒湿热痹。

西医诊断：痛风。

治则：祛风止痛，温阳散寒，清热利湿。

处方：桂枝芍药知母汤合四妙散加减

麻黄6g	桂枝20g	知母30g	白芍15g
防风15g	生石膏30g（先煎）	怀牛膝30g	生姜5片
独活15g	制附子15g（先煎）	炒苍术20g	桑寄生30g
细辛3g	薏苡仁30g	羌活15g	黄柏15g
炙甘草10g			

3剂，水煎服，每日1剂，早晚分服。

二诊：患者服上方3剂，右踝关节肿胀消失，疼痛亦明显好转，腰酸痛缓解，怕冷、怕风较前缓解，口干明显改善，小便淡黄无热感。遂调整处方，减知母为 15g、石膏为 20g，余药不变，嘱继服 7 剂。

三诊：患者精神可，无乏力，自诉诸症皆除。为防止患者复发，遂调整处方如下。

麻黄 5g	桂枝 10g	知母 15g	白芍 10g
防风 10g	生石膏 15g（先煎）	怀牛膝 30g	生姜 3 片
独活 10g	制附子 10g（先煎）	炒苍术 15g	桑寄生 15g
生薏苡仁 30g		炙甘草 10g	

14 剂，水煎服，每日 1 剂，早晚分服。

四诊：患者诉无不适，复查尿酸示 328μmol/L。

按语： 西医学认为，痛风最重要的生化基础是高尿酸血症。急性发病患者大多与饮食相关，常在进食海鲜、动物内脏或者饮酒后发生，或者是劳累、剧烈运动后发作。中医学认为，痛风当属于痹病范畴。何以谓痹？《说文解字》曰："痹，湿病也。"《素问·痹论》曰："风寒湿三气杂至，合而为痹也。其风气胜者为行痹，寒气胜者为痛痹，湿气胜者为着痹也。""痹在于骨则重，在于脉则血凝而不流，在于筋则屈不伸，在于肉则不仁，在于皮则寒。"患者疲倦乏力，右踝关节肿痛，按之痛甚，怕冷，怕风，辨证属风寒湿热痹之桂枝芍药知母汤方证，可祛风除湿、温阳散寒、清热；口干夜甚，小便短赤，辨证属阳明病之石膏药证，可清热泻火、除烦止渴；关节肿痛微热，辨证属四妙散方证，可清热利湿。患者腰酸痛，加怀牛膝；痹病痛甚，加细辛可祛风止痛。

060 乌梅丸加减治疗干燥综合征案

患者李某,男,65岁,退休职工。

主诉:口干两年余。

病史:患者两年前无明显诱因出现口干、眼睛干涩,当地医院诊断为"干燥综合征",予以知柏地黄丸、养阴清肺汤、沙参麦冬汤等中药方加减治疗,时有好转,后又反复,至今未愈。为进一步诊治,遂来我处就诊。刻下:患者口干、口苦、眼干,早、中、晚口干难耐,精神疲倦,焦虑面容,心烦,平时手脚不温,冬天冰冷,纳眠差,小便清,大便溏,1日2次。舌淡胖、尖红、有刺,边有齿痕,苔白腻,脉寸浮,关尺沉。

中医诊断:燥痹,寒热错杂,上热下寒。

西医诊断:干燥综合征。

治则:清上温下。

处方:乌梅丸加减

乌梅20g	细辛3g	制附子15g(先煎)	肉桂10g
黄连5g	黄芩10g	当归10g	木香15g
党参15g	干姜10g	豆蔻10g(后下)	花椒10g
菊花20g	夏枯草20g		

5剂,水煎服,每日1剂。

二诊:患者诉口、眼干涩症状较前明显减轻,心烦明显改善。效不更方,继服10剂。

按语:《伤寒论》记载:"厥阴之为病,消渴,气上撞心,心中疼热，饥而不欲食，食则吐蛔。下之利不止。""伤寒脉微而厥，至七八日肤冷，其人躁，无暂安时者，此为脏厥，非蛔厥也。蛔厥者，其人当吐蛔。令病者静，而复时烦者，此为脏寒。蛔上入其膈，故烦，须臾复止，得食而呕，又烦者，蛔闻食臭出，其人常自吐蛔。蛔厥者，乌梅丸主之，又主久利。"阳气不通即身冷，阴气不通即骨痛，凡厥者，阴阳气不相顺接，便为厥。厥者，手足逆冷是也。患者口干，口苦，心烦，眼睛干涩，眠差，舌尖红、有刺，寸脉浮，辨证属上焦有热；纳差，时有腹痛，遇冷加重，大便溏，1日2次，舌淡胖，边有齿痕，苔白腻，精神疲倦，小便清，关尺沉，辨证属中焦、下焦虚寒。综合判断，属阴阳之气不能顺接、寒热错杂之乌梅丸方证，方证对应，故痊愈。

061 乌梅丸加减治疗干燥综合征案

患者李某某，男，62岁，退休职工。

主诉：口干两年余。

病史：患者两年前无明显诱因出现口干、眼睛干涩，医院诊断为"干燥综合征"，曾予白芍总苷胶囊、硫酸羟氯喹片、糖皮质激素及免疫抑制剂（如来氟米特片、艾拉莫德片、硫唑嘌呤片、环孢素软胶囊、吗替麦考酚酯片等）及中药汤剂如养阴清肺汤、沙参麦冬汤、桑杏汤、桑菊饮等中药方加减治疗，均未见明显效果。患者经人介绍，前来就诊。刻下：口干，口苦，饮水虽多，但口干无缓解，吞咽物品需用水顺下，咽干声嘶，夜间尤甚，时见闭目而语，两眼干涩，觉有异物，灼痒畏光，唇紫皱裂，精神疲倦，焦虑面容，冬天冰冷，食欲、睡眠差，小便清，时有腹痛，遇冷加重，不敢饮冷水，大便稀软，1日2次。舌淡胖，尖红有刺，边有齿痕，苔白腻，脉寸浮，关尺沉。

中医诊断：燥痹，上热中虚下寒。

西医诊断：干燥综合征。

治则：清上补中温下。

处方：乌梅丸加减

乌梅 15g   细辛 5g   制附子 15g（先煎）   肉桂 10g

黄连 15g   黄芩 30g   当归 10g   木香 15g

党参 15g   干姜 10g   花椒 10g   砂仁 10g（后下）

菊花 20g

3剂，每日1剂，水煎两遍。嘱其放松心情，平时听听舒缓的音乐。

二诊：患者诉口、眼干涩症状较前明显减轻，心烦明显改善。考虑患者在外奔波，效不更方，继服10剂。后患者电话告知口干已愈。

按语：患者口干、口苦，眼睛干涩，睡眠差，舌尖红有刺，寸脉浮，辨证属少阳上焦有热；食欲差，时有腹痛，遇冷加重，不敢饮冷水，大便稀软，1日2次，舌淡胖，边有齿痕，苔白腻，辨证属中焦虚寒；精神疲倦，平时手脚不温，冬天冰冷，小便清，关尺沉，辨证属下焦虚寒。综合判断属乌梅丸方证，附子、干姜、肉桂又兼具热性而可温煦下元虚冷；黄芩、黄连性寒可清上焦郁热，辛开苦降之余，又可清上温下；党参、木香、砂仁、当归益气养血，以正脾胃之气。

062 柴胡桂枝干姜汤合四逆散加减治疗糖尿病案

患者林某某，男，35岁。

主诉：糖尿病2年余。

病史：患者2年前体检发现糖尿病，之前每天外出应酬，吃肉、喝酒较多，平时喜食甜食、水果，较少活动，体形偏胖。医院诊断为2型糖尿病。遵医嘱控制饮食、运动及配合降糖药物治疗1年余。因不能严格控制饮食及运动调理，后改用胰岛素注射并不断调整治疗至今，目前清晨空腹血糖仍在10.0mmol/L以上，餐后2小时血糖10～15mmol/L，糖化血红蛋白9.1%左右。经人介绍前来就诊。刻下：患者精神可，口干、咽干、口苦，饮水多，头汗多，夜间觉腹部闷胀，经常手足麻、手足凉，食欲、睡眠可，夜尿2～3次，色清，大便稀软。舌淡胖，边有齿痕，苔白腻，脉弦。

中医诊断：消渴，上热下寒。

西医诊断：2型糖尿病。

治则：清上温下。

处方：柴胡桂枝干姜汤合四逆散加减

牡蛎 30g（先煎）　白芍 10g　肉桂 10g　枳实 30g
鸡内金 30g　　　　干姜 10g　甘草 10g　细辛 5g
柴胡 30g　　　　　当归 15g　山药 60g

7剂，每日1剂，水煎两遍。嘱其服用中药3天后停用胰岛素和所有降糖药，忌所有甜食、水果，餐后健步走半小时以上。

二诊：患者诸症均有所改善，停用胰岛素第2天，空腹血糖较平时升高2个单位左右，服用最后2剂中药期间空腹血糖恢复至10.2mmol/L左右。上方不变，继服14剂。

用上方治疗1个月，血糖下降。上方山药加大至90g，继服10剂。嘱其继续忌所有甜食、水果，餐后健步走半小时以上。

三诊：患者欣喜万分，诉服完二诊的第8剂后，次日复查空腹血糖降为6.5mmol/L，近两日血糖无升高。原方不变，继服14剂。

按语：患者口干、咽干、口苦，头汗多，夜间觉腹部闷胀，大便稀软，舌淡胖，边有齿痕，苔白腻，脉弦，辨证属柴胡桂枝干姜汤证，可和解散寒、生津敛阴；患者手足麻，手足凉，辨证属四逆散证，可疏肝解郁。柴胡桂枝干姜汤为小柴胡汤减去人参、大枣、半夏，加牡蛎、瓜蒌根、桂枝，并以干姜易生姜。《医宗金鉴》认为："少阳表里未解，故以柴胡、桂枝合剂而主之，即小柴胡汤之变法也。去人参者，因其正气不虚；减半夏者，以其不呕，恐助燥也。加瓜蒌根，以其能止渴兼生津液也；倍柴胡加桂枝，以主少阳之表；加牡蛎，以软少阳之结。干姜佐桂枝，以散往来之寒；黄芩佐柴胡，以除往来之热，且可制干姜不益心烦也。诸药寒温不一，必需甘草以和之。"柯韵伯认为："此方全是柴胡加减法：心烦不呕而渴，故去参、夏加瓜蒌根；胸胁满而微结，故去枣加牡蛎；小便虽不利而心下不悸，故不去黄芩，不加茯苓；虽渴而表未解，故不用参而加桂；以干姜易生姜，散胸胁之满结也。"干姜易生姜，考虑寒饮在下是满结的主因，故不能用生姜之散，而必用干姜之温。

063 真武汤合当归四逆汤加减治疗糖尿病案

患者朱某某，女，38岁。

主诉：糖尿病5年。

病史：患者5年前怀孕期间发现糖尿病，因怀孕期间喜食甜食、水果，较少活动，体型偏胖，医院诊断为"妊娠期糖尿病"。遵医嘱控制饮食、适度运动，效果均不明显，产后注射胰岛素治疗至今，目前空腹血糖仍在9.6mmol/L以上，糖化血红蛋白9.3%左右。经人介绍前来就诊。刻下：患者精神疲倦，口干，口渴，无口苦，自觉全身困重，下肢明显，下肢晨起凹陷性浮肿，经常下腹部闷胀，手足麻痛，双下肢明显，手足不温，食欲、睡眠可，尿频，无尿急、尿痛，小便色清，大便溏，每日2～3次。舌淡胖，边有齿痕，苔白腻，脉沉细无力。

中医诊断：消渴，阳虚寒湿。

西医诊断：2型糖尿病。

治则：温阳化饮，生津止渴。

处方：真武汤合当归四逆汤加减

苍术 15g	制附子 10g（先煎）	茯苓 30g	白芍 10g
葛根 30g	细辛 6g	黄芪 30g	生姜 3 片
肉桂 10g	淮山药 90g	防己 15g	五味子 15g
当归 10g	鸡内金 30g	通草 10g	天花粉 30g
知母 10g			

7剂，水煎服，每日1剂。

二诊：患者诉精神好转，口干、口渴减轻，全身困重明显改善，下肢水肿消退，腹部闷胀感明显减轻，尿频减少，手足麻痛感减轻。目前空腹血糖无明显下降。上方去防己，减细辛为5g，继服20剂。

三诊：患者服完上方20剂后，因在外地出差，故原方继服5剂，目前精神可，无明显口干、口渴，无全身困重感，手足感觉温暖，麻痛感消失，无尿频、下腹闷胀感，大便已恢复正常，自诉体重减轻8～9斤，非常开心。患者服中药至30剂后，次日复查空腹血糖已降至6.3mmol/L，近几日在6.0～6.5mmol/L之间波动。患者表示感激。

按语：患者精神疲倦，下肢困重、浮肿，尿频，大便溏，每日2～3次，舌淡胖，边有齿痕，苔白腻，脉沉细无力，辨证属真武汤证，治宜温阳利水；手足不温、麻痛，辨证属当归四逆汤证，治宜养血散寒、温经通脉；精神疲倦，口干、口渴，辨证属玉液汤证，治宜益气滋阴、固肾止渴。故而合方取效佳。

064 乌梅丸加减治疗亚急性甲状腺炎发热案

患者王某某，男，50岁，农民。

主诉：傍晚发热一月余。

病史：患者于一个半月前傍晚发热，体温37.5℃以下，上午体温正常，自服感冒药一周无效，医院诊断为"亚急性甲状腺炎"，伴甲亢，给予抗生素输液两周无效。刻下：低烧伴头巅顶冷痛，下肢乏力，食欲差，心悸。舌红，苔黄，脉弦数。

中医诊断：瘿病。

西医诊断：亚急性甲状腺炎。

治法：平调阴阳，清上温下。

方剂：乌梅丸加减

制附子15g（先煎）	细辛3g	桂枝15g	干姜15g
川椒10g	乌梅30g	当归15g	党参30g
黄柏15g	黄连10g	生地黄30g	青蒿30g
鳖甲30g	知母15g	牡丹皮15g	

10剂，水煎服，每日1剂，早晚分服。

按语：亚急性甲状腺炎又称病毒性甲状腺炎，目前认为该病的病因多与病毒感染有关，属于自身免疫性疾病的看法也有存在。乌梅丸出自《伤寒论·辨厥阴病脉证并治》，归属于厥阴经范畴。少阳经与厥阴经在中互为表里，厥阴肝脏风木主升，少阳胆腑相火主降。肝胆的升降决定了人体全身气血的升降，保证了人体气机的调畅、水液的通畅和阳气的升降。比如，脾胃的升降受肝胆升降的影响，金水的升降也受肝胆升降的影响。因为肝木上升，才能木生火，滋生心火；胆气下降，浊阴才能下降。本案患者为少阳相火不降，故而有常年口腔溃疡、傍晚发热（傍晚阳气潜藏）、下肢乏力，究其原因为厥阴经寒，阳入寒路不得下，患者头巅顶部冷痛可为佐证（巅顶属厥阴经循行部位），如《素问·六微旨大论》记载："少阳之上，火气治之，中见厥阴。"亚甲炎伴甲亢为一免疫系统疾病，经络所及，治在厥阴，故以乌梅丸通厥阴经。

六 妇科病症

065 当归四逆汤合吴茱萸生姜汤加减治疗痛经案

患者梁某某，女，24岁，大学生。

主诉：痛经3年。

病史：患者痛经3年，每次月经推后或提前7～10天，经前1～2天出现少腹刺痛以及乳房胀痛，症状逐日加重，经色暗红、有血块，3日后疼痛逐渐减轻，月经通常5～7天干净，量少。本次就诊于月经干净后半个月。刻下：患者月经量少，痛经，平素怕风，怕冷，四肢末端尤甚，四季如此，白带清稀，食欲、睡眠正常，小便清，大便溏。舌质淡，苔白腻，脉沉细。

中医诊断：痛经，阳虚兼阴寒内盛。

西医诊断：痛经。

治则：温阳散寒，养血通经。

处方：当归四逆汤合吴茱萸生姜汤加减

当归 20g	细辛 3g	肉桂 10g	白芍 10g
红枣 20g	党参 20g	干姜 10g	苍术 20g
吴茱萸 10g	川芎 20g	生姜 30g	通草 10g
甘草 10g	延胡索 10g		

7剂，水煎服，每日1剂，早晚分服。

二诊：患者诉白带已正常，大便成形，手足凉明显改善。处方调整如下：

当归 20g	细辛 3g	肉桂 10g	白芍 20g
红枣 20g	党参 20g	干姜 5g	苍术 15g
吴茱萸 10g	川芎 20g	通草 10g	甘草 10g

10剂，水煎服。嘱如果月经至则暂停服用。

三诊：患者月经结束第2天，诉上次服药17剂即来月经，并无痛经发生，经量增多，血块明显减少，经色较前变淡。遂嘱其每个月来月经前服上方一周，连续3个月经周期以巩固疗效。

按语：患者平素怕风，怕冷，四肢末端尤甚，四季如此，白带清稀，食欲、睡眠正常，小便清，大便溏，属典型脾肾阳虚表现。四肢为诸阳之本，阳气不足，四肢失其温养，手足偏凉尤甚，属当归四逆汤方证，方以桂枝、细辛温散寒邪、通阳止痛，当归、芍药养血活血，芍药、甘草缓急止痛，通草通利血脉，大枣健脾益气，全方共呈温经散寒、活血通痹之效。痛经日久，加之大便溏，不成形，必是内有久寒，故加吴茱萸、生姜，增强温中散寒之力。生姜性温不燥、辛热驱寒，吴茱萸暖肝温胃、散寒开郁，寒去而阴血不伤，手足温，大便转成形，痛经亦可止。

066 当归芍药散加减治疗月经量少案

患者张某某，女，42岁，自由职业。

主诉：月经量少3年。

病史：患者3年前开始出现月经量少，经期1～2天，医院诊断为卵巢功能早衰，随后到处医治，服用不少中药、西药，效果均欠佳，随之开始出现心烦、失眠，白天精神疲倦，夜间卧床则头脑十分清醒。经人介绍前来就诊。刻下：患者月经量非常少，经常推迟，伴有痛经，行经时，小腹冷痛，喜温喜按。精神疲倦，自诉入睡困难、易醒，经常怕冷，心烦，口苦，晨起梳头脱发较多，食欲尚可，夜尿2～3次，大便稀软。舌质淡，边有齿痕，苔白腻，脉弦细。

中医诊断：月经量少，血虚水停。

西医诊断：卵巢功能早衰。

治则：温阳养血利水。

处方：当归芍药散加减

茯苓 30g　　白芍 15g　　苍术 15g　　泽泻 15g

麻黄 5g　　　黄芩 30g　　当归 15g　　川芎 15g

细辛 5g　　　制附子 10g（先煎）

7 剂，水煎服，每日 1 剂，早晚分服。

针灸治疗取穴：中脘，关元，水道，归来，气冲，血海，三阴交，腹溜，太溪。每日 1 次，留针 30 分钟。

二诊：患者诉服药期间白天十分精神，服药至第 3 天，晚饭后自觉困倦，已可入睡。近几日睡眠尚可，偶有早醒，但很快又入睡，已无口苦、心烦。调整处方为当归芍药散合左归丸，活血化瘀，温阳化湿，益肾，养阴。继服 7 剂。针灸治疗同前。

三诊：患者诉睡眠已经安好，月经刚至，较前经量有所增多，继续调理，调整处方为当归芍药散合附子理中丸，活血化瘀，温阳化湿。随后调整约 3 个月，月经量恢复正常。

按语：患者行经腹痛，月经量少，大便稀溏，小便频，小腹冷痛，齿痕舌，脉弦细，为太阴病，血虚血瘀，水湿内停，辨证属当归芍药散方证；患者精神疲倦，经常怕冷，夜尿 2~3 次，脉寸浮，关尺沉细，辨证属麻黄细辛附子汤方证；患者入睡困难、易醒，心烦，口苦，脱发，脉寸浮，辨证属少阳血分药证。当代名医黄煌教授说当归芍药散为促月经方，能增加月经量，调整月经周期，多用于月经量少、色淡、稀发者，具有抑制子宫收缩、诱发排卵、改善黄体功能不全等作用，不仅作用于中枢，还可直接作用于卵巢，促进雌激素、黄体酮的分泌。

067 桂枝甘草龙骨牡蛎汤加减治疗更年期综合征案

患者张某，女，48岁，职员。

主诉：心悸不安半年余。

病史：患者诉近半年前每天晚上心悸不安，一睡觉就出汗，胸闷气短，清晨睡醒发现睡衣背部尽湿，汗出较黏，汗臭味大，为此十分苦恼。经人介绍前来就诊。刻下：患者精神疲倦，心悸不安，胸闷气短，动则尤甚，面色苍白，形寒肢冷，易受惊吓，夜卧汗出，白天较少出汗，无口干、口苦，食欲、睡眠差，二便调。舌淡苔白，脉虚细无力。

中医诊断：心悸，心阳不振。

西医诊断：更年期综合征。

治则：温补心阳，安神定悸。

处方：桂枝甘草龙骨牡蛎汤加减

桂枝 30g　煅龙骨 30g（先煎）　煅牡蛎 30g（先煎）　炙甘草 10g　浮小麦 30g　大枣 2 个

7 剂，水煎服，每日 1 剂。

二诊：患者诉夜卧汗出、易惊、心悸均减轻。上方不变，继服 7 剂。

三诊：患者诸症悉除。为防止复发，上方减桂枝为 20g，余不变，继服 7 剂，症无反复。

按语：心悸的发病，或由惊恐恼怒，动摇心神，致心神不宁则为惊悸；或因久病体虚，劳累过度，耗伤气血，心神失养，若虚极邪盛，无惊自悸，悸动不已，则为怔忡。心悸的病位主要在心，由于心神失养以致心神动摇，悸动不安。但其发病与脾、肾、肺、肝四脏功能失调相关。本例患者精神疲倦，面色浮白，时有心悸，易受惊吓，夜卧汗出明显，白天较少出汗，食欲、睡眠差，舌淡苔白，脉沉细无力，为心阳不振之象，辨证属桂枝甘草龙骨牡蛎汤方证。方中桂枝、炙甘草温补心阳，龙骨、牡蛎安神定悸，加浮小麦、大枣取其益心气、养心阴之力，故取效甚捷。

068 温经汤加减治疗痛经案

患者李某某，女，36岁，职员。

主诉：痛经10余年。

病史：患者自诉从10余年前开始痛经，经多家医院反复检查未见明显异常，平素经前期开始口服各种止疼药。为求根治，就诊于我处。刻下：患者精神尚可，诉每次经期开始下腹部闷痛，偶有刺痛，常痛及腰部，痛时喜温喜按，每次月经量少、色黑，淋漓不尽，伴有血块，无口干、口苦，全身怕冷，纳可，二便调。舌暗，舌尖有瘀斑，体胖，边有齿痕，苔白厚，脉沉细。

中医诊断：痛经，冲任虚寒、瘀血阻滞证。

西医诊断：功能性痛经。

治则：温经散寒，养血祛瘀。

处方：温经汤加减

吴茱萸 10g	当归 10g	芍药 10g	川芎 15g
人参 10g	桂枝 15g	阿胶 10g	牡丹皮 10g
生姜 10g	甘草 10g	法半夏 12g	麦冬 20g
川芎 10g	益母草 15g		

7剂，水煎服，每日1剂。

二诊：患者诉月经在服药第5天来了，仅有少许隐痛，月经量尚不多，经色较前鲜红一些，血块已经减少，大便溏薄。上方加干姜10g，苍术10g，血竭3g（冲服）。10剂。

三诊：患者电话告知，此次来月经已无痛经。

按语：温经汤方出自《金匮要略·妇人杂病脉证并治》："问曰：妇人年五十，所病下利数十日不止，暮即发热，少腹里急，腹满，手掌烦热，唇口干燥，何也？师曰：此病属带下。何以故？曾经半产，瘀血在少腹不去。何以知之？其证唇口干燥，故知之。当以温经汤主之。"心烦、焦躁是上热的表现，怕冷、痛经是下寒的表现，故辨证为厥阴，头晕、痛经、月经淋漓、舌尖有瘀斑、脉细，是血虚血瘀的表现，故选用温经汤。方中吴茱萸、桂枝温经散寒暖宫，吴茱萸擅长疏肝气、散寒湿，桂枝又可通血脉温、暖肾阳；当归、川芎、牡丹皮养血调经、活血祛瘀；芍药、麦冬滋阴清热，养血润燥；甘草、半夏、生姜调补脾胃，助生化之源。诸药合用，温补冲任，养血活血。患者每次痛经伴瘀血块，加用川芎、益母草以增强活血止痛之功。患者二诊伴有大便偏烂,结合月经量少有血块,故加入干姜10g,苍术10g,血竭3g(冲服)温脾阳,祛寒湿,活血止痛。

069 桂枝茯苓丸合麻黄附子细辛汤加减治疗月经先期案

患者贾某某,女,26岁,公务员。

主诉:月经先期1年余。

病史:患者产后半年停止喂养母乳后,开始出现月经提前,量少,色暗有血块。曾在多家医院就诊治疗,服用归脾丸、六味地黄丸、金匮肾气丸、乌鸡白凤丸等,均无明显效果。经人介绍前来就诊。刻下:患者精神倦怠,面色微浮,眼眶发黑,容易健忘,怕风,怕冷,月经提前,量少,色暗有血块,无口干、口苦,食欲、睡眠正常,小便正常,大便不成形。舌淡胖,边有齿痕,苔白腻,脉沉涩。

中医诊断:月经先期,阳虚血瘀。

西医诊断:月经紊乱。

治则:温阳活血。

处方:桂枝茯苓丸合麻黄附子细辛汤加减

| 桂枝15g | 茯苓30g | 桃仁10g | 牡丹皮30g |
| 当归15g | 白芍15g | 川芎15g | 苍术15g |

麻黄 6g　　　细辛 3g　　　附子 10g（先煎）　　干姜 10g

炙甘草 10g

7剂，水煎服，每日1剂，嘱其忌食寒凉，夜间早睡。

二诊：患者诉服药后感觉身体较前轻松很多，大便次数减少，面浮已消，怕风、怕冷有所改善。上方不变，继服14剂。

三诊：患者诉眼眶发黑明显改善，刚来月经3天，仅提前1天，经量比之前明显增多，颜色较前鲜红。上方继续调理1个月余，诸症消失。

按语：患者产后月经先期，面色微浮，眼眶发黑，月经提前，量少，色暗有血块，舌淡胖，边有齿痕，辨证属阳虚血瘀之桂枝茯苓丸方证。桂枝茯苓丸可化瘀祛湿，脾运复健。患者精神倦怠，怕风，怕冷，大便次数多，不成形，舌淡胖，边有齿痕，苔白腻，脉沉涩，辨证属麻黄附子细辛汤方证，酌加干姜以温阳散寒。诸方相合，故取效佳。

070 香砂六君子汤加减治疗妊娠剧吐案

患者范某某，女，27岁，居民。

主诉：妊娠干呕3个月。

病史：患者怀孕3个月，晨起和进食前干呕，曾服用中药多剂无效，经人介绍前来就诊。刻下：患者精神疲倦，乏力，恶心呕吐清水、清涎或饮食物，甚或食入即吐；口淡，脘腹胀满,神疲思睡,食欲、睡眠差,便溏。舌质淡,苔白润,脉缓滑无力。

中医诊断:妊娠恶阻,脾胃阳虚。

西医诊断:妊娠剧吐。

治则:温阳化饮。

处方:香砂六君子汤加减

人参 10g(另煎)	白术 10g	茯苓 10g	甘草 6g
法半夏 10g	陈皮 10g	木香 10g	砂仁 6g(后下)
干姜 10g	大枣 10g	山药 20g	山楂 15g

3 剂,水煎服,每日 1 剂,少量频次服完。

二诊:患者诉第 1 剂服药一半当天晚饭即不呕,而且想吃东西。嘱上方继服 7 剂,每日 1 剂,水煎服。

三诊:患者诉干呕已经消失。考虑患者处于妊娠期间,故停服中药。后随访,干呕未再发作。

按语:患者干呕明显,不欲食,舌质淡,苔白润,脉缓滑无力,辨证属脾胃虚弱,可用香砂六君子汤健脾和胃降逆。方中以人参为君,甘温大补元气,健脾养胃。白术为臣,苦温健脾燥湿。佐以茯苓,甘淡渗湿健脾,木香、陈皮健脾行气,干姜、半夏湿中燥湿。患者精神疲倦,乏力,食欲不佳,酌加山药、山楂益胃气,开胃消食。诸药合用,收效显著。

071 竹叶汤合小柴胡汤加减治疗产褥热案

患者张某某,女,28岁,职员。

主诉:产后反复发热1个月。

病史:患者产时出血多,产程长,产后3天出现发热,体温39～40℃,头痛,大汗淋漓,医院诊为"产褥热",口服布洛芬混悬液,体温恢复正常。头痛未缓解,1天后体温复升,40℃,复用布洛芬混悬液,体温恢复正常,出汗不止,6小时后体温升至40℃。经人介绍前来就诊。刻下:面色红赤,头痛,大汗淋漓,口渴,心烦,舌红,苔白腻,脉浮缓。

中医诊断:产后发热,外感阳虚证。

西医诊断:产褥热。

治则:温阳,养血祛风。

处方:竹叶汤合小柴胡汤加减

竹叶 30g	葛根 15g	防风 10g	桔梗 10g
桂枝 10g	人参 10g	甘草 10g	炮附子 6g
柴胡 15g	黄芩 6g	白芍 15g	当归 10g
大枣 15g	枚生姜 10g		

3剂,水煎服,每日1剂,早晚分服。

二诊:患者服3剂后症状明显好转,未再发热,效不更方继续服用3剂。

按语:产后气血双亏,正气大虚,风邪乘虚入侵,致发本证。其治当扶正祛邪,表里兼治,《金匮要略》曰:"产后中风发热,面正赤,喘而头痛,竹叶汤主之。"黄元御《金匮悬解》曰:"产后中风,发热,面正赤,喘而头痛,此阳虚土败,水泛胃逆,肺气壅满,阳郁头面而不降也。竹叶汤,竹叶、桔梗凉肺而下气,生姜、葛根清胃而降逆,附子温寒而暖水,桂、防燥湿而达木,甘、枣、人参补中而培土也。盖产后中气虚弱,一感风邪,郁其里气,脾肝下陷而生寒,胃胆上逆而生热。其发热面赤,喘促头痛,皆阳逆上热之证。即其胃逆而上热,知其脾陷而下寒,非寒水下旺,君相之火,不得格郁而下降也。"产后里虚,中风者,是外感表证,表郁其里,则内寒动,从表证论,内寒里虚之风,不能外泄表寒;从里虚论,太阳伤外寒,里虚动内寒,胃逆上壅。竹叶汤,附子温里寒,桂枝解表寒,葛根降阳明经气之逆,人参升肝脾之陷,竹叶清肺逆之热,桔梗下气,防风通经泻湿,甘草、大枣补中而培土。

072 大青龙汤合苍术薏苡败酱草桔梗赤小豆当归汤加减治疗月经后期案

患者凌某某,女,24岁,职员。

主诉:月经延期2个月。

病史:患者月经延期2个月未来,伴有鼻塞流涕,涕白黄绿夹杂,咽痛,痰脓,色黄绿,口干不欲饮,唇干,身体稍微酸痛,身热，经常生口疮，左手大鱼际、右肘后、颈椎生湿疹，瘙痒，大便1日1次不成形，偶尔2次，舌淡苔白根腻，脉弦细数。

中医诊断：月经后期外感风寒，湿热壅肺，瘀血阻络。

西医诊断：月经后期。

治则：祛风散寒，清热化湿，宣肺排痰，活血通络。

处方：大青龙汤合苍术薏苡败酱草桔梗赤小豆当归汤加减

麻黄 10g	杏仁 10g	炙甘草 6g	桂枝 10g
生薏苡仁 18g	败酱草 18g	桔梗 10g	生石膏 45g（先煎）
赤小豆 15g	当归 10g	苍术 15g	生姜 15g

大枣 4 枚

7剂，水煎服，石膏同煎，每日1剂。

按语：患者平时呈表里俱实热的太阳阳明太阴合病。脉症合参。鼻塞流涕，涕白黄绿夹杂，身体稍微酸痛，无汗，身热，为表实热的太阳证；咽痛，口干，唇干，脉细数，为里热伤津之象，提示阳明里热证；口干不欲饮，大便不成形，舌淡苔白根腻，提示里有停饮。患者经常生口疮，左手大鱼际、右肘后、颈椎生湿疹，瘙痒，现涕白黄绿夹杂，痰脓，色黄绿，舌淡苔白根腻，脉弦细数，加之患病时间为3个月，提示里湿郁热趁外感之热两热相合充斥表里；湿疹、瘙痒为湿热蕴表；涕白黄绿夹杂，痰脓，色黄绿，为湿热壅肺；口疮为郁热上攻；湿热内蕴故舌淡苔白根腻；闭经为里热夹瘀血阻塞胞宫所致。表未解合阳明里热兼表之水湿为大青龙汤证；里湿（饮）有化脓之变为薏苡败酱散合当归赤小豆散证，因湿（饮）盛加苍术助薏苡仁祛湿，因咽痛加桔梗取桔梗汤意兼排浊痰。用生薏苡仁、败酱草、桔梗以清热排脓，若里饮偏盛常在此基础上加苍术，疗效颇佳。

七 五官科病症

073 麻黄附子细辛汤加减治疗过敏性鼻炎案

患者张某某，女，7岁，学生。

主诉：春秋季鼻塞流涕3年余。

病史：患者奶奶代诉。患者3年前感冒，经抗生素对症治疗后好转，其后出现春秋季节鼻塞、鼻痒、流清鼻涕，遇冷风和嗅油烟、花粉等症状加重，经中西药治疗后缓解，但未根治。经人介绍前来就诊。刻下：鼻塞，鼻痒，晨起打喷嚏，流清鼻涕，遇风尤甚，平素怕风，怕冷，患者精神略差，面色萎黄，无口干、口苦，二便正常。舌质淡，苔白腻，脉寸浮细，关尺沉。

中医诊断：鼻证类，太少合并。

西医诊断：过敏性鼻炎。

治则：温阳散寒，宣通鼻窍。

处方：麻黄附子细辛汤加减

麻黄 6g　　细辛 3g　　苍术 6g　　苍耳子 5g

炙甘草 10g　附子 6g（先煎）　白芷 5g　辛夷 5g

蝉蜕 10g

6剂，水煎服，每日1剂。

二诊：患者奶奶代诉。患者服完第4剂鼻塞明显改善，6剂中药服完，鼻塞、打喷嚏、流鼻涕等症状基本消失，稍怕风。嘱原方继服6剂。

三诊：患者诸症消失。为防止复发，用附子理中丸调理1个月余，患者鼻炎痊愈。

按语：患者流清鼻涕，脉关尺沉，当辨为脾肾阳虚兼有肺阳不足，以麻黄附子细辛汤散寒温里，表里兼治，用麻黄解太阳之邪，细辛温少阴寒邪，附子温经扶阳，三药合用，于扶阳之中促进解表，于解表之中不伤阳气。酌加蝉蜕祛风止痒，白芷、辛夷、苍耳子宣通鼻窍。苔白腻有湿气，酌加苍术燥湿。从脏腑辨证，主要原因是正气亏虚，寒邪夹风入内，初起在肺，继续深入伤脾，后期影响及肾，反复发作，缠绵难愈。从六经辨证儿童多以太少两感症多见，以打喷嚏、鼻痒、乏力少神为临床特点。鼻涕是水饮，痒是风，根在肾，标本兼治，后期辅以附子理中丸调理而获全效。

074 瓜蒌红花甘草汤加减治疗带状疱疹后遗神经痛案

患者张某某，男，60岁，退休职工。

主诉：带状疱疹神经痛1年余。

病史：患者1年前右侧胁肋部患带状疱疹，经西医抗病毒、营养神经、止痛等对症治疗疱疹消失，但遗留神经痛，经常发作，遇阴雨天易发作或加重，夜间尤甚，前医曾给予大黄附子细辛汤加活血化瘀药，效果不显。经朋友介绍前来就诊。刻下：患者精神疲倦，怕冷，右侧胸胁部疼痛如刀割针刺，时有焦虑烦躁，口干，口苦，食欲、睡眠正常，小便清，大便偏干。舌淡，苔白腻，脉弦数。

中医诊断：疱疹，肝经郁热兼血瘀。

西医诊断：带状疱疹后遗症痛。

治则：平肝润燥，活血止痛。

处方：瓜蒌红花甘草汤加减

| 瓜蒌 60g | 红花 15g | 白芍 30g | 川芎 30g |
| 炙甘草 20g | 延胡索 30g | 大黄 3g（后下） | |

7剂，水煎服，每日1剂。

二诊：患者诉服药后精神好转，疼痛明显减轻，大便改善。嘱继服上方7剂。

三诊：患者胁肋部疼痛基本消失，调方如下。

| 瓜蒌 45g | 红花 15g | 白芍 20g | 延胡索 20g |

炙甘草 10g

7剂，水煎服，每日1剂，早晚分服。

7剂服完，胁肋部疼痛未再发作。

按语： 患者带状疱疹神经痛1年余，右侧胸胁部疼痛如刀割针刺，时有焦虑烦躁，口干，口苦，脉弦数为肝经郁热；病程久，久病必入络血瘀，故酌加活血化瘀药。瓜蒌为君药，性味甘寒，功效为清热化痰，宽胸散结，润燥滑肠。除此之外，瓜蒌还能"舒肝郁，润肝燥，平肝逆，缓肝急"（《重庆堂随笔》），《药性类明》云其"甘合于寒，能和、能降、能润，故郁热自通"。孙一奎曰："夫瓜蒌味甘寒，经云泻其肝者缓其中，且其为物，柔而滑润，于郁不逆，甘缓润下，又如油之洗物，未尝不洁。"加红花、川芎、延胡索专为止痛而设，芍药又称"小大黄"，具有通便之功，于大便干有利，又可辅助止痛。

075 潜阳封髓丹合诃子汤加减治疗慢性咽炎案

患者梁某某，女，45岁，教师。

主诉：咽痛5天。

病史：患者5天前因受凉感冒，加之平素爱唱歌吊嗓子，出现咽痛喑哑，身冷恶寒，未发热，患者自行购买利咽解毒颗粒服用3天，效果欠佳，又买板蓝根颗粒、头孢克肟分散片治疗2天，效果亦不明显，后至医院行喉镜示慢性咽炎，予以雾化并口服金银花颗粒治疗 2 天，恶寒发热基本消失，然咽痛喑哑较前加重。遂来就诊。刻下：患者精神疲倦，咽痛咽干，声音嘶哑，脸色浮白，食欲不佳，消瘦，口干不欲饮水，小便清，大便稀软，舌淡胖，边有齿痕，苔白腻，脉沉细无力。

辅助检查：喉镜：咽后壁滤泡增生，慢性咽炎。

中医诊断：喉痹，上热下寒。

西医诊断：慢性咽炎。

治则：潜阳入阴，化饮除湿，清热利咽。

处方：潜阳封髓丹合诃子汤加减

龟甲 20g（先煎） 黄柏 15g 制附子 10g（先煎） 砂仁 15g（后下）

甘草 20g 桔梗 10g 肉桂 5g 石膏 20g（先煎）

诃子 10g 苍术 15g 茯苓 30g 干姜 3g

5 剂，水煎服，每日 1 剂，早晚分服。

二诊：患者诉咽痛症状明显较前减轻，大便恢复正常，食欲好转。效不更方，继服 7 剂而愈。

按语：患者咽痛咽干，应用抗生素、中药清热解毒，加之平素长期吊嗓子，阳气损伤严重，出现声音嘶哑，脸色浮白，食欲不佳，消瘦，口干不欲饮水，小便清，大便稀软，舌淡胖，边有齿痕，脉沉细无力等，可知患者明显呈现上热下寒之候，乃阳虚于下，阴火上升，故辨证属潜阳封髓丹方证。诃子汤乃治咽痛专方，加肉桂乃降上冲之阳气归于下，加干姜、苍术、茯苓乃因大便稀软、舌淡胖边有齿痕、苔白腻之太阴虚寒湿证候，加石膏乃因局部有伏热，且防诸药过热。

076 五苓散加减治疗过敏性鼻炎案

患者王某某,女,65岁,教师。

主诉:过敏性鼻炎10余年。

病史:患者10余年前长期劳累后出现鼻塞、鼻痒、流清鼻涕,此后每年春秋发作,约半月余自动好转。症状逐年加重。曾予以抗过敏药、外用药等可好转,但未痊愈。10余年来每年春秋发作,持续时间较长,不能耐受。为进一步诊治,就诊于我院。刻下:鼻痒,目痒,打喷嚏,流清涕,伴见面热,尿频,夜尿2~3次,大便干,舌苔白,脉细滑。

中医诊断:鼻窒,外感风寒,里饮化热。

西医诊断:过敏性鼻炎。

治则:解表清里,利水渗湿。

处方:五苓散加减

桂枝 10g	茯苓 12g	猪苓 10g	泽泻 18g
生白术 18g	赤小豆 15g	当归 10g	荆芥 10g
防风 10g	白蒺藜 15g		

7剂,水煎服,每日1剂。

二诊:患者上方服7剂,尿频、大便干明显好转,鼻痒、打喷嚏变化不明显,下午5点左右仍面热,口中和,舌苔白,脉弦细。调整处方如下:

| 麻黄 10g | 杏仁 10g | 炙甘草 6g | 桂枝 10g |
| 生薏苡仁 18g | 败酱草 18g | 桔梗 10g | 生石膏 30g(先煎) |

赤小豆 15g　　　当归 10g　　　苍术 15g　　　生姜 15g
大枣 4 枚

7 剂，水煎服，石膏同煎，每日 1 剂。

三诊：患者上方服 7 剂，鼻痒、打喷嚏明显好转，午后面热好转，大小便正常，口中和。予以附子理中丸调理善后 1 个月。

按语：本病的发生与患者的体质较弱，病程较长，脾肾阳气不足，久病有瘀血征象密切相关。初诊时着眼于尿频，用治外邪里饮的五苓散和利湿活血的赤小豆当归散。考虑目痒、鼻痒、喷嚏属表证，故加荆芥、防风、白蒺藜以祛风止痒。二诊尿频、大便干好转，提示上方治里饮有效，但鼻痒、打喷嚏不解，提示表未解，又因里饮及里热明显，故改用大青龙加苍术薏苡败酱草桔梗赤小豆当归汤，以解表清里热祛里饮兼以活血排瘀。三诊鼻痒、打喷嚏减轻，提示解表有效；面热好转，提示清阳明的热有效，故又转以附子理中丸以温补脾肾阳气 1 个月，后随访未再发作。

077 半夏厚朴汤合桂枝茯苓丸加减治疗食管癌案

患者王某某，女，57 岁。

主诉：反复吞咽困难 3 个月。

病史：患者 3 个月前开始出现吞咽困难，自觉胸骨后有物堵塞，米饭、馒头无法吞咽，进食稀粥时虽可通过但伴有疼痛，行电子胃镜检查，提示"食管癌"。患者及家属拒绝手术及化疗，曾服用中西药物，效果不明显。经人介绍前来就诊。刻下：患者进食梗阻，胸膈疼痛，食不得下，甚则滴水难进，食入即吐，精神疲倦，消瘦，乏力，面色晦暗，口干，无口苦，大便坚如羊屎，舌质紫暗，苔白厚腻，脉细涩。

中医诊断：噎膈，痰瘀互结。

西医诊断：食管癌。

治则：温阳化痰，破结行瘀。

处方：半夏厚朴汤合桂枝茯苓丸加减

法半夏 20g	厚朴 20g	茯苓 15g	生姜 5 片
桃仁 20g	红花 30g	当归 15g	紫苏梗 20g
生地黄 30g	桂枝 15g	党参 30g	山慈菇 15g
夏枯草 15g			

7剂，水煎服，每日1剂。

二诊：患者诉2剂服完吞咽困难感减轻。嘱上方继服7剂，每日1剂，水煎服，每次喝1～2口，每半小时喝1次。

三诊：患者诉吞咽困难消失，服药期间未出现反复。

按语：《临证指南医案·噎膈反胃》曰："气滞痰聚日拥，清阳莫展，脘管窄隘，不能食物，噎膈渐至矣。"患者属食管癌"噎膈"，自觉胸骨后有物堵塞，是咽部异物感的延伸，故选取半夏厚朴汤化痰行气，降逆止呕。纳差，吞咽困难，自觉胸骨后有物堵塞，精神疲倦，消瘦，乏力，舌质紫暗，苔白厚腻，脉细涩，面色晦暗，辨证属桂枝茯苓丸方证。桂枝茯苓丸可活血化瘀。辨病加入山慈菇、夏枯草以消瘤。方证相合，故效验。

078 封髓丹合导赤散加减治疗复发性口腔溃疡案

患者马某某，女，25 岁，公务员。

主诉：反复口腔溃疡 1 年余。

病史：患者 1 年前开始上班，因工作原因长期熬夜加班，出现口腔溃疡，曾自行口服维生素 C 片可愈合；后每次愈后不超过两三天又有反复，到处医治，效果不佳。经同学介绍前来就诊。刻下：患者精神疲倦，口唇内、舌体多处溃疡，疼痛难忍，进食讲话尤甚，月经提前，量少，自觉腰酸软无力，口干燥，无口苦，平素手足比较凉，纳差，小便黄，有灼热感，大便溏薄，每日 1 次。舌淡胖，边有齿痕，舌尖红刺，苔白腻，脉寸浮，关尺脉沉。

中医诊断：口糜，上热下寒。

西医诊断：反复发作性口腔溃疡。

治则：清上温下。

处方：封髓丹合导赤散加减

制附子 10g（先煎）	黄柏 15g	砂仁 10g	龟甲 20g（先煎）
淡竹叶 30g	生地黄 30g	木通 10g	甘草 30g
怀牛膝 30g	石膏 30g（先煎）	苍术 15g	茯苓 30g

细辛 3g　　　　　蒲黄 30g

7 剂，每日 1 剂，水煎两遍。

二诊：患者诉口腔溃疡基本愈合，余症悉缓解，疼痛服中药 1 剂即消失。为巩固疗效，防止复发，上方减甘草为 10g，继服 10 剂调理。

按语：复发性口腔溃疡，又称复发性阿弗他口炎，是临床常见的口腔疾病。现代医学认为，本病与病毒、细菌、变应性血管炎、免疫紊乱、致敏原直接对自主神经的刺激、营养缺乏、精神紧张等因素有关。中医学将其归属于"口疮""口糜""口疳"等病的范畴。《素问·气交变大论》云"岁金不及，炎火乃行……民病口疮"，指出火热是口疮的致病因素。《灵枢·经脉》曰"胃足阳明之脉……入上齿中，还出挟口环唇"，进一步指出口疮的发生与中焦胃土关系密切。当今之人，过食辛辣，喜好膏粱，嗜饮烟酒，内蕴于胃，化生火热，循经上扰，熏蒸口舌，而致口疮。

本例患者精神疲倦，月经异常，量少，腰酸软无力，平素手足比较凉，辨证属潜阳封髓丹方证。潜阳封髓丹可降心火，滋肾水。口唇内、舌体多处溃疡，口干燥，小便黄，有灼热感，舌尖红刺，脉寸浮，辨证属导赤散方证。导赤散可清心养阴，利水通淋。腰酸软无力，大便偏烂，舌淡胖，边有齿痕，苔白腻，关尺脉沉，辨证属甘姜白术汤方证。甘姜白术汤可祛寒除湿。牛膝可引火下行，石膏可除烦止渴、解肌生热，蒲黄修复黏膜，故合方治疗而痊愈。

079 小柴胡汤加减治疗慢性咽炎案

患者王某某，女，29岁，教师。

主诉：咽干咽痛半个月。

病史：患者诉咽干咽痛半个月，频繁清嗓子，尤其食后明显，伴咽中异物感，无咯痰，自行口服利咽解毒颗粒、阿莫西林胶囊等未见慢性改善。为求进一步诊治，来诊。刻下：咽干，咽痛，咽痒咳嗽，扁桃体未见肿大，纳少，食欲不振，寐可，大便干，小便黄。舌质淡红，苔黄腻，脉弦细。

中医诊断：喉痹，少阳阳明合证。

西医诊断：慢性咽炎。

治则：和解清热。

处方：小柴胡加减

柴胡 12g	黄芩 10g	清半夏 15g	党参 10g
炙甘草 6g	生石膏 45g	生姜 15g	桔梗 10g
大枣 4枚	蝉蜕 10g（先煎）		

7剂，水煎服。

按语：《伤寒论》曰："伤寒五六日，中风，往来寒热，胸胁苦满，默默不欲饮食，心烦喜呕，或胸中烦而不呕，或渴，或腹中痛，或胁下痞硬，或心下悸，小便不利，或不渴，身有微热，或咳者，小柴胡汤主之。"患者口干、口苦、不欲食，无里虚症，是小柴胡证的症状，故予小柴胡汤加石膏、桔梗和解清热，利咽解毒，用石膏以清阳明内热而解毒，蝉蜕祛风止痒而止咳。

080 小柴胡汤合参茯五味芍药汤加减治疗神经性耳鸣案

患者窦某某，男，45岁，职员。

主诉：耳鸣、耳痛10月余。

病史：患者10月初因劳累、情绪急躁出现双耳耳鸣，偶尔耳痛，呈"吱吱"样鸣响，影响夜间睡眠，不伴头晕、恶心、听力下降，自行口服牛黄上清丸、龙胆泻肝丸及中药未见缓解。10月下旬就诊于医院耳鼻喉科行头颅核磁示：颅内散发缺血灶，脑沟裂池增宽，颅底陷入（先天畸形）。予以口服甲钴胺片、维生素B_1、银杏叶提取物片等对症治疗，耳鸣症状仍未见改善。后又就诊于医院耳鼻喉科行耳镜示：双侧外耳道通畅，鼓膜完整。患者未进行相关治疗。刻下：双耳"吱吱"样鸣响，影响夜间睡眠，偶尔耳痛，纳食可，精神欠佳，情绪急躁易怒，睡眠易噩梦，二便正常，舌红，苔薄黄，脉弦。

中医诊断：耳鸣，肝火上扰。

西医诊断：神经性耳鸣。

治则：疏肝降逆，行气开窍。

处方：小柴胡汤合参茯五味芍药汤加减

柴胡15g	黄芩10g	法半夏12g	甘草8g
党参10g	白芍20g	枳实12g	大黄6g
桂枝15g	陈皮12g	牡丹皮15g	桃仁15g
杏仁15g	五味子6g	茯苓12g	

5剂，水煎服，每日1剂，早晚分服。

患者复诊时耳鸣明显减轻，未再耳痛，睡眠改善。后续服15剂症状明显好转，未再有耳鸣，情绪明显改善。

按语： 黄元御《四圣心源·耳病根源》记载："耳病疼痛，悉由浊气壅塞。耳以冲虚之官，空灵洞彻，万籁毕收，有浊则降，微阴不存。若使浊气升填，结滞臃肿，则生疼痛。久而坚实牢硬，气阻而为热，血郁而化火，肌肉腐溃，则成痈脓。浊气之上逆，缘于辛金之失敛，甲木之不降。甲木上冲，听宫胀塞，相火郁遏，经气壅迫，是以疼痛而热肿。凡头耳之肿痛，皆甲木之邪也……木气堵塞，则为重听。"由此可见，浊气上逆，辛金失敛，甲木不降是此病的关键，故在治疗上应以降少阳甲木、收敛金气为主。柴胡入少阳之经，清相火之烦蒸，疏木气之节塞，效果最佳，黄芩、白芍、牡丹皮清泻相火而降甲木，欲要降甲木，必先降戊土，生姜、半夏可降戊土之冲逆，党参、甘草、茯苓温补土气，诸药合用内补土虚而外疏木郁，所以此处选取小柴胡汤为主方。肺与大肠相表里，泻大肠可增强降肺金，所以加枳实、大黄以泻大肠，另加杏仁、五味子加强其收敛金气的作用，从而加强其疗效。参茯五味芍药汤见黄元御《四圣心源·耳病根源》
注：甲木为肝、辛金为肺、戊土为胃。

081 甘草桔梗射干汤加减治疗急性扁桃体炎案

患者王某,女,37岁,教师。

主诉:咽痛3天。

病史:患者诉3天前因气温骤降出现咽痛症状,未见咳嗽、咳痰、喘息等症,就诊于附近门诊,静脉输青霉素2天症状未见明显改善。后就诊于我院。刻下:咽痛,进食加重,间断低热,体温最高37.5℃,双侧扁桃体红肿有白色脓点,倦怠乏力,神志清楚,精神欠佳,食欲一般,大小便正常,舌质淡,舌苔白,脉浮紧。

中医诊断:乳蛾病,风寒外袭证。

西医诊断:急性扁桃体炎。

治法:疏风清热。

处方:甘草桔梗射干汤加减

甘草 10g	桔梗 15g	半夏 12g	射干 10g
陈皮 10g	茯苓 12g	玄参 12g	杏仁 15g
五味子 5g(先煎)	贝母 12g	白芍 15g	百合 20g
鳖甲 15g	苏叶 15g		

5剂,水煎服,每日1剂,早晚分服。

5剂后,患者来复诊,症状已明显好转,让休息3天后来复诊,未再复发。

按语:《伤寒论》记载桔梗汤用桔梗一两,甘草二两,治少阴病,咽痛者。以少阴肾脉,循喉咙而挟舌本,少阴心脉,挟咽而击目系，少阴病则癸水上冲，丁火不降，郁热抟结而生咽痛。桔梗开冲塞而利咽喉，生甘草泻郁热而缓迫急。《金匮要略》记载排脓汤，用桔梗三两，甘草二两，大枣十枚，生姜一两。以疮疽脓硬，必当排而行之，使肿消而脓化。而死肌腐化，全赖中气，甘草、大枣培补脾精，生姜和中行气，桔梗消结化脓。故以甘草、桔梗为主药，甘草泻郁热，桔梗破壅塞，射干利喉咙、开闭塞，半夏、芍药降逆降相火，加苏叶以解表。

082 乌梅丸合温经汤加减治疗面神经麻痹案

患者窦某某，女，50岁，职工。

主诉：右脸、右眼、右嘴角麻木半个月，加重3天。

病史：患者半个月前因受风后右脸、右眼、右嘴角麻木，近3天加重，在附近门诊针灸五次效果不明显，症状加重，同时伴有后半夜头顶痛，纳可，二便正常。舌淡红，左脉寸浮缓关尺沉细，右脉寸浮缓关弦尺细。

中医诊断：面瘫风寒型。

西医诊断：面神经麻痹。

治疗：祛风祛邪，通经活络。

处方：乌梅丸合温经汤加减

| 吴茱萸 15g | 麦门冬 9g | 干姜 9g | 白茯苓 9g |
| 甘草 10g | 当归 15g | 细辛 3g | 姜半夏 10g |

川芎 10g　　　生白芍 12g　　桂枝 12g　　乌梅 12g

制附子 10g（先煎）川椒 5g　　　黄连 9g　　巴戟天 12g

柴胡 10g

10 剂，水煎服，每日 1 剂，早晚分服。

二诊：患者右脸、右眼、右嘴角麻木、头疼明显缓解，出现左脸发僵。上方加黄柏 6g，人参 10g，续服 14 剂。

三诊：患者以上症状均明显缓解。又以上方 7 剂，水煎服。

按语：患者为中年女性，阳气亏虚，外感风寒湿邪，经脉痹阻，治以乌梅丸合温经汤后，症状明显缓解。患者肚脐周围凉，寒热错杂，尺寸俱微缓者，厥阴病也，故以乌梅丸主之。方中川椒换吴茱萸，单用乌梅丸即可。独证在"后半夜头顶痛"，知厥阴病无疑，可选乌梅丸。该患者年已 50 岁，血气不足，再合温经汤调厥阴经气血，故效！

八　颈腰病症

083 桂枝加葛根汤加减治疗颈椎病案

患者薛某，女，36 岁，银行职工。

主诉：颈肩酸困疼痛 1 年。

病史：患者近1年来常感颈项强直，转动不灵，头部转动时易诱发眩晕，时有左上肢麻木感。长期办公室伏案工作，平素容易劳累，气短乏力。在医院做颈椎四位片检查示：颈椎4—5、5—6骨质增生，颈椎生理曲度变直，做颈椎牵引、口服颈复康颗粒、针灸、推拿等，有效，但是后又反复。刻下：患者颈部强直不适，时感颈部及左肩疼痛并向左前臂放射，麻木，体形消瘦，怕风怕冷，面色㿠白，舌淡白胖，苔白，脉细涩无力。

中医诊断：项痹，阳虚兼经络瘀滞。

西医诊断：神经根型颈椎病。

治则：温补脾肾，解肌祛风，升津舒筋，活血化瘀。

处方：桂枝加葛根汤加减

桂枝30g	白芍30g	赤芍20g	炙甘草25g
干姜10g	大枣12	枚姜黄15g	木瓜15g
威灵仙20g	黄芪60g	鸡血藤30g	桃仁10g
红花10g	当归15g	狗脊20g	葛根45g

7剂，水煎服，每日1剂。

二诊：患者颈椎病药用完颈肩强痛、头晕及手指麻木诸症消失。因患者怕服中药，故予以针灸加颈复康颗粒善后调理。1个月后患者诉症状改善明显，未再发作。

按语：患者平时体弱怕冷，容易劳累，气短乏力，加之颈椎乃督脉循行部位，显系阳虚气弱，肾阳不足，失于温煦。阳虚气弱之体，易被风寒外袭，邪入太阳、督脉之经，经输不利，久病入络，则颈痛颈强之症发作、麻木等症出现。方选桂枝加葛根汤加减以解肌祛风,升津舒筋。《金匮要略·痉湿暍病脉证治》云:"太阳病,发热汗出而不恶寒,名曰柔痉。"主治方有瓜蒌桂枝汤、桂枝加葛根汤等。多见于颈椎病、面肌痉挛、面神经麻痹、痉挛性斜颈、落枕等。《伤寒论辑义》云:"仲景用葛根者,取之于其解表生津。痉病亦用葛根,其意可见也。"加黄芪补气以运血,狗脊养肾精、强筋骨,桃仁、红花、干姜、木瓜、威灵仙、鸡血藤养血和营,活血通络。

084 半夏白术天麻汤加减治疗颈椎病案

患者宋某某,女,42岁,司机。

主诉:头晕1周。

病史:患者1周前因劳累后晨起头晕,自感天旋地转,不能站立,由120救护车送至医院,查头颅CT未见明显异常,颈椎CT提示颈椎骨质增生。经输液天麻素注射液3天治疗好转,但仍时有头晕,精神倦怠。刻下:眩晕,头重如蒙,视物旋转,转头时有天旋地转感,胸闷作恶,精神疲倦,口干不欲饮,口黏腻。食少多寐,苔白腻,脉弦滑。

中医诊断:眩晕,痰浊上扰。

西医诊断:颈椎病。

治则:燥湿祛痰,温阳化饮。

处方:半夏白术天麻汤加减

法半夏 15g　白术 20g　天麻 15g　泽泻 30g
茯苓 20g　桂枝 30g　龙骨 30g（先煎）　牡蛎 10g（先煎）
干姜 10g　大枣 30g　炙甘草 10g　石菖蒲 10g
郁金 10g

6 剂，水煎服，每日 1 剂。

二诊：患者头晕消失，转头屈伸皆自如。

按语：朱丹溪《丹溪心法·头眩》曰："头眩，痰挟气虚并火。治痰为主，挟补气药及降火药。无痰则不作眩，痰因火动。"患者头晕，头昏重，口黏腻，纳差，大小便量正常。舌质淡白，苔白腻，脉弦滑，辨证属半夏白术天麻汤方证，方中二陈汤理气调中，燥湿祛痰；配白术补脾除湿，天麻养肝息风；甘草、生姜、大枣健脾和胃，调和诸药。《伤寒论》曰："头眩，脉沉紧，发汗则动经，身为振振摇者，茯苓桂枝白术甘草汤主之。"患者转头时有天旋地转感，有水饮上逆证，属苓桂术甘汤方证，酌加龙骨、牡蛎以固正气、降上冲之痰饮，郁金、石菖蒲等通阳开窍。

085 甘姜苓术汤加减治疗腰肌劳损案

患者李某某，男，45岁，矿工。

主诉：腰痛半个月。

病史：患者平时在矿底工作，长期地处阴暗潮湿。半个月前早晨起来时感觉腰困如折,转侧不利,逐渐加重,痛处喜温,得热则减,至医院查腰椎 CT 未见明显异常,医生诊断为"腰肌劳损",自己购买各种风湿膏外贴,并在按摩理疗店推拿理疗,效果亦不明显。经人介绍前来就诊。刻下:患者精神疲倦,腰痛不能屈伸,不能转侧,无口干、口苦,纳眠差,小便正常,大便偏黏。苔白腻而润,脉沉迟。

辅助检查:腰椎 CT 未见明显异常。

中医诊断:腰痛,寒湿困阻。

西医诊断:腰肌劳损。

治则:散寒除湿,温经通络。

处方:甘姜苓术汤加减

苍术 20g　　茯苓 30g　　干姜 30g　　制附子 10g(先煎)

续断 15g　　杜仲 15g　　炙甘草 10g　　怀牛膝 30g

千年健 10g

5 剂,水煎服,每日 1 剂。

外用:嘱患者以食盐 1000g 炒热,纱布包裹温熨痛处,冷则炒热再熨,每日 4 次左右。

二诊:患者诉服完第 3 剂腰痛消失。为防止复发,嘱其平时坚持锻炼身体,并口服济生肾气丸,每晚睡前服 1 次。

按语:《金匮要略·五脏风寒积聚病脉证并治》曰:"肾着之病,其人身体重,腰中冷,如坐水中,形如水状,反不渴,小便自利,饮食如故,病属下焦,身劳汗出,衣里冷湿,久久得之,腰以下冷痛,腹重如带五千钱,甘姜苓术汤主之。"《诸病源候论·腰背病诸候》曰:"劳损于肾,动伤经络,又为风冷所侵,血气击搏,故腰痛也。"患者腰痛因久居阴暗潮湿之地所致,侵及腰部致肾着之病,其腰痛,大便偏黏,舌淡,边有齿痕,苔白腻,脉沉迟无力,乃寒湿困阻之候,宜甘姜苓术汤。方中干姜疏散寒气,茯苓利水渗湿,苍术温热燥湿,甘草调和诸药,则得以温阳散寒祛湿,加制附子及通经活络之剂治疗,并予以炒盐温通经络,祛风散寒除湿,内外同用,病自治愈。

086 甘姜苓术汤合当归芍药散加减治疗腰痛案

患者王某某,男,57岁,司机。

主诉:腰困如折10余天。

病史:患者10余天前因负重突然出现腰痛,不能转侧,不能屈伸。家人将其送至当地医院查CT提示L3—S1腰椎间盘突出,遂在医院骨科住院治疗,予甘露醇、地塞米松、中药外敷、推拿牵引等治疗10余天,患者仍疼痛难忍,持续卧床,难以翻身。医生建议到上级医院行椎间盘手术治疗,患者家属不同意,经朋友介绍,前去会诊。刻下:患者精神疲倦,表情痛苦,面色无华,腰痛、腰重如折,腰部发凉,夜间尤甚,不能转侧难以屈伸,持续卧床,口干不欲饮,无口苦,小便正常,大便时因腰痛无法用力,每2~3天用1次开塞露。舌淡,边有齿痕,苔白腻略水滑,脉沉细无力。

中医诊断：腰痛，寒湿内侵，寒凝血瘀。

西医诊断：腰椎间盘突出症。

治则：温阳散寒，活血利水。

处方：甘姜苓术汤合当归芍药散加减

制附子15g（先煎）	茯苓30g	当归20g	盐泽泻30g
白术20g	干姜10g	川芎20g	怀牛膝30g
续断20g	杜仲15g	白芍20g	炙甘草20g

3剂，水煎服，每日1剂。

二诊：患者3剂中药服完已可下床活动。效不更方，守方继服10剂。

三诊：10剂服完后，患者腰痛诸症基本消失，偶有酸软无力，患者甚为欢喜。为巩固疗效，予济生肾气丸口服，每晚睡前服1次，忌劳累及负重。

按语：《诸病源候论·腰背病诸候》曰："劳损于肾，动伤经络，又为风冷所侵，血气击搏，故腰痛也。"《三因极一病证方论·腰痛》曰："夫腰痛，虽属肾虚，亦涉三因所致。在外则脏腑经络受邪，在内则忧思恐怒，以至房劳坠堕，皆能致之。"《素问·脉要精微论》曰："腰者，肾之府，转摇不能，肾将惫矣。"患者腰痛、腰重，腰部发凉，为寒湿腰痛，甘姜苓术汤能温阳散寒祛脾湿，可治疗；痛处固定不移，虽为寒湿积聚，亦有血行瘀滞，当归芍药散能疏肝理脾，可治疗；患者腰痛，夜间甚，口干不欲饮，舌淡，边有齿痕，苔白腻略水滑，脉沉细无力，为脾肾阳虚，水饮为患，制附子可回阳救逆，补火助阳，散寒除湿，怀牛膝可补肝肾强筋骨，活血化瘀。故以甘姜苓术汤合当归芍药散加制附子、怀牛膝等治疗，效佳。清代医家周扬俊曰："肾着之病，肾气本衰，故水火俱虚，而后湿气得以着之。"济生肾气丸可温肾化气，利水消肿，故可善后。

087 芍药甘草附子汤合甘姜苓术汤加减治疗腓肠肌痉挛案

患者刘某某，女，55岁，退休职工。

主诉：反复下肢抽筋半年余。

病史：患者每晚睡至凌晨3点左右则发生小腿抽筋，抽时疼痛难忍。常以拳头敲打许久方可慢慢缓解，严重影响睡眠质量，导致白天血压升高。曾在附近门诊予以葡萄糖酸钙和中药外敷等治疗，效果均不明显。经朋友介绍前来就诊。刻下：患者精神疲倦，下肢遇冷或夜间受凉则抽筋发作，手足发凉，腰部有发凉重坠感，无口干、口苦，夜尿2～3次，大便正常。舌质淡，苔白腻，脉沉细。

辅助检查：血钙正常。

中医诊断：痹症，寒湿痹阻。

西医诊断：腓肠肌痉挛。

治则：温阳祛湿，缓急止痛。

处方：芍药甘草附子汤合甘姜苓术汤加减

制附子 15g（先煎）　　白芍 20g　　苍术 15g　　干姜 15g

茯苓 30g　　　　　　炙甘草 10g

7剂，水煎服，每日1剂。

二诊：患者诉服药期间抽筋未发作，腰部发凉重坠感消失。为巩固疗效，防止复发，守方继服10剂，然后改服济生肾气丸，每晚睡前服1次，坚持服用1个月。

按语：《灵枢·经筋》曰："经筋之病，寒则反折筋急。"患者下肢遇冷或夜间受凉则抽筋发作，手足发凉，脉沉细，正合芍药甘草附子汤方证，治可温经通脉、祛风除湿；腰部发凉重坠感，夜尿2～3次，乃属寒湿腰痛，正合甘姜苓术汤方证，治可温肾散寒，健脾利湿。肝藏血，主筋。肝血不足，筋脉失养，可致四肢酸楚不适，或痛，或麻，或胀。作为缓急之剂，芍药用量宜大，一般无不良反应。日本汉方家有如下使用经验：芍药甘草附子汤不仅治发汗后恶寒，而且治芍药甘草汤证属于阴位者。对于虫积痛、疝、痛风、鹤膝风（膝肿如鹤之膝者，结核性关节炎）、足冷等亦有效。以药测证、以方测证，由于此方内含芍药甘草汤，而芍药甘草汤之主要作用是解痉，即主治平滑肌痉挛所致之疼痛。由此推测，此方可以主治腹痛、心绞痛、胆绞痛、肾绞痛、表部肌肉痉挛疼痛等疾病。二方相合，效如桴鼓。

088 真武汤合防己茯苓汤加减治疗腓肠肌痉挛案

患者顾某某,女,48岁,个体户。

主诉:反复下肢抽筋3个月。

病史:患者3个月前开始出现下肢抽筋,受风寒则发作,夜间尤甚,下肢略肿,足踝部明显,夜尿频,西医曾予以静脉输液葡萄糖酸钙注射液,口服中成药大活络丹、小活络丹,效果均不明显,查肾功能、血钙、泌尿系统彩超均无异常。经人介绍前来就诊。刻下:患者精神疲倦,下肢抽筋,遇风寒容易发作,下肢略肿,足踝部明显,夜尿频,无口干、口苦,纳眠稍差,大便溏薄。舌淡,边有齿痕,苔白腻,脉沉迟无力。

中医诊断:痹症,寒湿痹阻,阳虚水泛。

西医诊断:腓肠肌痉挛。

治则:散寒除湿,温阳利水。

处方:真武汤合防己茯苓汤加减

苍术20g　茯苓30g　干姜10g　制附子15g(先煎)

防己15g　白芍20g　黄芪15g　桂枝10g

炙甘草10g

7剂,水煎服,每日1剂。

隔物灸:灸穴位承山、阳陵泉、三阴、风市、悬钟、肾俞、昆仑各30分钟。以上穴位循环灸,每日加灸神阙穴30分钟。

二诊:患者下肢抽筋和浮肿均已消失。为防止复发,嘱其平时坚持锻炼身体,并口服济生肾气丸,每晚睡前1次,坚持1个月。

按语：肌痉挛，中医称为"转筋"，俗称"抽筋"。患者常常在睡眠中小腿肌肉突然抽掣拘挛、扭转急痛，必须忍痛用力伸足，甚至下床挺立才能缓解，多发生于老年人、孕妇、运动员等。《金匮要略》记载："转筋之为病，其人臂脚直，脉上下行，微弦。"《诸病源候论》云："冷入于足之三阴三阳，则脚筋转；入于手之三阴三阳，则手筋转。随冷转入之筋，筋则转。转者，皆由邪冷之气击动其筋而转移也。"中医认为此病多由气血不足、风冷寒湿侵袭所致。患者下肢抽筋，遇风寒发作，合芍药甘草附子汤方证，治可回阳救逆、补火助阳、散寒除湿；患者下肢浮肿，夜尿频，脉沉迟无力，正合真武汤证，治可温阳利水、健脾燥湿；患者下肢浮肿，又怕风，合防己茯苓汤方证，治可益气健脾、温阳利水。加艾灸对治疗此病有效，配合补脾补肾的中成药疗效更佳。患者应注意饮食起居，避免感受风寒，注意腿部的保暖。

089 麻黄附子细辛汤合阳和汤、芍药甘草汤加减治疗腰椎间盘突出症案

患者孙某某，男，78岁，退休职工。

主诉：腰痛1年。

病史：患者1年半前因夜间受凉，晨起时即觉腰部隐隐作痛，症状逐渐加重，腰部冷痛，转侧不利，天阴、下雨时加重，疼痛重着不移。渐致右臀部及右大腿外侧冷痛重着，并有典型放射痛。

曾牵引治疗 1 个月，痛势稍缓，1 个月后症状又加重。服过中药、西药达半年之久，病情时轻时重，经人介绍来我院治疗。刻下：患者诉腰部冷痛重着，转侧不利，右侧臀部至大腿外侧凉痛，逐渐加重，痛处喜温，得热则减，苔白腻而润，脉弦紧。

辅助检查：腰椎 CT：腰 4—5 椎间盘突出，腰 3—4、4—5 骨质增生。

体格检查：腰 4、5 椎体均有压痛，右侧直腿抬高试验（+）。

中医诊断：腰痛，寒湿着腰，经络瘀阻。

西医诊断：腰椎间盘突出症。

治则：温经散寒，祛湿通络。

处方：麻黄附子细辛汤合阳和汤、芍药甘草汤加减

麻黄 9g　附子 15g（先煎）　制川乌 10g（先煎）　细辛 10g

白芍 30g　炙甘草 15g　熟地黄 30g　鹿角片 12g（先煎）

炮姜 12g　肉桂 6g　白芥子 12g　杜仲炭 15g

续断 15g　全虫 6g（冲服）　蜈蚣 2 条（冲服）　威灵仙 15g

乌蛇 15g

6 剂，水煎服，每日 1 剂，早晚分服。

二诊：患者腿痛大减，腰痛稍缓。效不更方，前方继进 6 剂。

三诊：患者来诊时喜形于色，自诉腿痛已愈，腰部尚有隐痛，请再巩固治疗。上方加桑寄生、补骨脂、菟丝子、淫羊藿、覆盆子、黄芪各 10g。

按语：《三因极一病证方论·腰痛》曰："夫腰痛，虽属肾虚，亦涉三因所致。在外则脏腑经络受邪，在内则忧思恐怒，

以至房劳坠堕，皆能致之。"腰为肾之府，乃肾之精气所溉之域。肾与膀胱相表里，足太阳膀胱经循行于此。此外，任、督、冲、带诸经脉络脉亦布其间，故内伤则不外肾虚。而外感风寒湿热诸邪，以湿性黏滞，湿流下，最易痹着腰部，所以外感总离不开湿邪为患。内外二因，相互影响，《杂病源流犀烛·腰痛病源流》云："腰痛，精气虚而邪客病也……肾虚其本也，风寒湿热痰饮，气滞血瘀闪挫其标也，或从标，或从本，贵无失其宜而已"，说明肾虚是发病的关键所在，风寒湿热的痹阻不行，常因肾虚而客，否则虽感外邪，亦不致出现腰痛。至于劳力扭伤则和瘀血有关，临床上亦不少见。本案患者年逾古稀，肾元本虚，阳气不足；复因夜卧贪凉，致寒湿着腰，经络瘀阻，不通则痛。治宜麻黄附子细辛汤温阳解表，散外袭之风寒，温在里之阳虚；阳和汤温肾散寒，通经活络，解寒湿之凝滞；杜仲、续断、鹿角片补肾壮督，养血填精，补肝肾之不足；芍药甘草汤舒缓筋脉以止痛；全虫、蜈蚣、乌蛇祛风通络以止痛。诸药合用，扶正祛邪，标本兼顾。

090 葛根汤加减治疗颈椎病案

患者张某某，男，48岁。

主诉：颈痛、项强半年余。

病史：患者颈痛、颈强半年余，按颈椎病用中西药治疗3个月余无效,又在某医院治疗3个月仍无效,遂到我处就诊。刻下:后颈部疼痛,活动后减轻,休息后痛重,项背强,转侧不利,舌红苔薄黄,脉浮稍紧。

中医诊断:项痹,寒邪伤卫,经络痹阻。

西医诊断:颈椎病。

治则:散寒解表,温通经络。

处方:葛根汤加减

粉葛 60g	麻黄 6g	羌活 15g	姜黄 15g
木瓜 15g	威灵仙 20g	桂枝 20g	赤芍 20g
白芍 20g	炙甘草 15g	生姜 20g	大枣 8个
石膏 18g(先煎)	天花粉 15g	鸡血藤 30g	桑枝 30g

3剂,水煎服,每日1剂,早晚分服。

二诊:患者服药后微出小汗,感颈部稍轻松,但活动后仍有疼痛,此药量过小、汗出不彻所致。前方麻黄加至15g,2剂,水煎服。患者服后出畅汗,颈痛遂愈,随访至今,体健如初。

按语:《伤寒论》曰:"太阳病,项背强几几,无汗恶风,葛根汤主之。""项",脖子;"背",包括后背腰腿整个太阳经;"强",形容发紧、不灵活;"几几",形容短羽之鸟不能飞腾,动则先伸其颈之状,此处形容肩背像桌板一样僵硬。"项背强几几",形容项背部肌肉拘紧疼痛、不柔和,俯仰不能自如。简单地说,就是肩膀、后脖子那里,感觉紧紧的,扭动困难,有种牵扯的感觉。现代常见颈椎病、肩周炎,病理特点与太阳病"项背强几几"类似,考虑到端肩久坐,易于外感风寒湿邪。阴寒之邪，除了"冷"这个本质，还具有凝滞、收引的性质，会导致身体的气血凝滞，无法濡养周身，脖子和肩膀更是容易肌肉僵硬、板结。本案患者素禀体健，得病于冬季感寒，未得及时表散，寒邪客于太阳之经，经输不利，故颈痛、项强久治不愈。方用葛根汤发汗解表，加羌活发汗散寒、升津舒筋，加姜黄、木瓜、威灵仙、鸡血藤、桑枝疏风通络止痛，加石膏、天花粉清热生津。诸药合用，得畅汗后则外邪解，经输利，症状解。

091 桂枝新加汤加减治疗肩周炎案

> 患者程某某，女，35岁。

主诉：间断肩痛5年余。

病史：患者5年前因产后外出受风出现两肩酸困疼痛，伴有轻度头痛，以胀痛为主，曾在当地医院按肩周炎治疗，予以按摩、针灸、拔罐、中药治疗，有效果，但未愈，效果欠佳，后一直间断服用洛索洛芬钠片、脑宁片、盐酸曲马多片。经朋友介绍前来就诊。刻下：患者精神尚可，两肩疼痛，头痛，恶风，稍微活动就出汗，冬天特别怕冷，平时怕冷水，纳眠可，二便正常。舌质淡，苔薄白，脉寸浮，关尺沉弱。

中医诊断：肩痹，外感风寒表虚证。

西医诊断：肩周炎。

治则：解肌祛风止痛。

处方：桂枝新加汤加减

桂枝 15g　　白芍 20g　　制附子 10g（先煎）　　生姜 7 片

党参 15g　　川芎 30g　　炙甘草 10g　　　　　红枣 5 枚

7 剂，水煎服，每日 1 剂。注意避风，少接触冷水。

患者服 3 剂中药后电话告知头痛基本消失，嘱尽服 7 剂痊愈。

按语：《伤寒论·辨太阳病脉证并治》曰："发汗后，身疼痛，脉沉迟者，桂枝加芍药生姜各一两人参三两新加汤主之。"李东垣云："仲景于病人汗后，身热亡血、脉沉迟者，下利身凉、脉微血虚者，并加人参。古人治血脱者必益气也。然人参味甘气温，温固养气，甘亦实能生血。汗下之后，血气虚衰者，非此不为功矣。"结合本例患者肩痛及头痛系产后受风所致，产后气血亏虚，营卫不足，故疼痛，恶风，汗出，怕冷，寸脉浮，正合桂枝新加汤可疏通筋骨、补气养阴方证病机，方证相合而痊愈。根据桂枝新加汤方证病机，产后头身疼痛、术后身痛等均属气血亏虚、营卫不足之候，故可扩展应用范围。

092 附子汤合甘姜苓术汤加减治疗腰痛案

患者张某某，男，45 岁，个体户。

主诉： 腰背疼痛半年余。

病史： 患者近半年来自觉腰部坠胀痛，后背右侧肩胛内侧酸痛，曾在当地医院查颈椎、腰椎 X 线片提示颈椎骨质增生、腰椎间盘突出，予按摩、针灸、中药治疗，效果均不理想，经朋友介绍前来就诊。刻下：患者精神疲倦，腰部坠胀痛，后背右侧肩胛内侧酸痛，怕冷，纳差，小便清，大便稀软，每日1次。舌淡胖，边有齿痕，苔白腻，脉沉细无力。

中医诊断：腰痛，风寒湿痹，脾肾阳虚。

西医诊断：腰椎间盘突出。

治则：温阳散寒，除湿止痛。

处方：附子汤合甘姜苓术汤加减

干姜15g	党参30g	制附子15g（先煎）	怀牛膝30g
川续断20g	杜仲20g	苍术15g	茯苓30g
白芍15g	炙甘草10g		

7剂，水煎服，每日1剂。

二诊：患者诉腰背痛明显减轻，纳食好转，无明显怕冷，大便已成形。效不更方，继服7剂，巩固疗效而痊愈。

按语：患者精神疲倦，腰背痛，怕冷，脉沉细无力，辨证属少阴、太阴合病之附子汤可助阳强心方证；患者腰部坠胀痛，怕冷，食欲差，大便偏烂，舌淡胖，边有齿痕，苔白腻，脉沉，辨证属太阴病之甘姜苓术汤可驱寒除湿方证。故合方治疗而痊愈。

093 半夏天麻白术汤加减治疗椎动脉型颈椎病案

患者石某某,女,43岁,教师。

主诉:阵发性旋转性眩晕1周。

病史:患者1周前夜间在上课时感眩晕,并伴有周身汗出,头位转动后即感天旋地转,房屋欲倒,不能站立,随即恶心呕吐,吐出物为痰水和食物,持续约10分钟,打120急诊送到医院,路上逐渐缓解。经头颅核磁未见明显异常。颈椎四位片示颈椎病,颈椎生理曲度变直,颈3—4、4—5、5—6骨质增生。经输液盐酸倍他司汀、天麻注射液后好转出院。其后转头时仍有头晕发作,为进一步诊治特来就诊。刻下:眩晕,头重如蒙,视物旋转,胸闷作恶,呕吐痰涎,食少多寐,身倦乏力,形体肥胖,苔白腻,脉弦滑。

中医诊断:眩晕,中气不足,痰浊上扰。

西医诊断:椎动脉型颈椎病。

治则:补中益气,化痰息风,健脾祛湿。

处方:半夏天麻白术汤加减

党参15g	白术15g	茯苓20g	甘草10g
橘红15g	法半夏15g	天麻15g	代赭石30g
生姜15g	大枣7个		

7剂,水煎服,每日1剂。

二诊:患者眩晕呕吐已止,乏力感减轻,头昏、头重感稍减,但头位转动时仍有轻度眩晕,查苔腻转薄。上方再用3剂。

三诊:患者头昏、头重及眩晕感已除,腻苔已退。

按语：《景岳全书·眩晕》言："丹溪则曰无痰不能作眩，当以治痰为主，而兼用他药。余则曰无虚不能作眩，当以治虚为主，而酌兼其标。孰是孰非，余不能必，姑引经义以表其大意如此。"方中二陈汤理气调中，燥湿祛痰；配白术补脾除湿，天麻养肝息风；甘草、生姜、大枣健脾和胃，调和诸药。岳美中教授认为，半夏天麻白术汤可化痰息风、健脾祛湿。笔者的体会是，本方不但对高血压、低血压眩晕有效，对梅尼埃病、颈椎病眩晕等，只要符合痰浊上扰型都有较好的疗效。

094 柴胡桂枝干姜汤加减治疗颈椎病案

患者付某某，男，38岁。

主诉：颈部僵硬不舒1年余。

病史：患者在网吧上班，长期对着电脑伏案工作，1年前开始出现颈部僵硬不舒，且伴有头晕、恶心欲吐，在医院查颈椎四位片提示颈椎间盘轻度膨出，椎间孔狭窄，经按摩、外敷中药和颈部牵引等治疗略有好转，但停止治疗症状即反复。经人介绍前来就诊。刻下：患者精神疲倦，颈部僵硬，转头困难，时有头晕，无头痛，口干不欲饮，晨起口苦，纳眠差，小便清，大便不成形，每日3～4次。舌淡胖，边有齿痕，苔白腻，脉寸浮数，关尺沉细。

中医诊断：项痹，脾胃阳虚兼风寒湿痹。

西医诊断：颈椎病。

治则：温阳散寒，祛风除湿。

处方：柴胡桂枝干姜汤加减

桂枝 15g	干姜 10g	葛根 60g	牡蛎 30g（先煎）
柴胡 30g	黄芩 10g	白术 15g	附子 9g（先煎）
炙甘草 10g			

7剂，水煎服，每日1剂。

二诊：患者颈部僵硬感、头晕明显减轻，口苦消失，大便已成形。上方减葛根为30g，继服7剂，诸症悉除。

按语：《素问·痹论》曰："风寒湿三气杂至，合而为痹也。""所谓痹者，各以其时重感于风寒湿之气。"患者精神疲倦，晨起口苦，口干，大便不成形，每日3～次，脉寸浮数，关尺沉细，辨证属柴胡桂枝干姜汤方证。柴胡桂枝干姜汤可和解散寒，生津敛阴；因其颈部僵硬，故改天花粉为葛根，用大剂量葛根以缓解颈部肌肉僵硬和头晕；患者大便不成形，口干不欲饮，舌淡胖，边有齿痕，苔白腻，辨证属附子理中丸方证，治以健脾利湿止泻。故合方治疗而痊愈。

095 骨痹汤合活络效灵丹加减治疗腰椎间盘突出症案

患者邵某，男，46岁，工人。

主诉：腰痛3年，加重5天。

病史：患者腰部疼痛3年，5天前因劳累受凉后出现腰部疼痛伴左下肢麻木疼痛，无法行走，腰椎MR检查报告：检查所见腰椎顺列正常，生理弯曲未见改变；腰椎椎体边缘可见骨质增生影，L3—4、L5—S1椎间盘膨出，硬膜囊及双侧神经根轻度受压；L4—5椎间盘膨出向左后方突出，硬膜囊及双侧神经根受压，左侧为著；黄韧带无明显增厚。脊髓圆锥形态及信号强度未见异常。检查结果为腰椎退行性改变，L4—5椎间盘膨出伴突出（中央偏左）。予以甘露醇、地塞米松磷酸钠注射液、银杏叶提取物注射液输液治疗后症状无明显改善，夜晚疼痛难忍，无法入睡，严重影响正常生活。刻下：患者精神欠佳，腰部疼痛难忍，左下肢麻木、疼痛，无法行走，舌质淡，苔白，纳可，睡眠差，3日未大便。

中医诊断：腰痛，病寒湿痹阻证。

西医诊断：腰椎间盘突出症。

治则：温经散寒，活血通络。

处方：骨痹汤合活络效灵丹加减

白芍30g	甘草10g	木瓜15g	威灵仙15g
地龙12g	苏木12g	醋没药15g	当归12g
丹参12g	葛根20g	柴胡10g	枳实10g
厚朴10g	干姜10g	白术12g	茯苓12g
泽泻10g	黄芪30g	防己10g	青风藤15g
延胡索15g	川芎15g	杜仲15g	豆蔻12g
骨碎补15g	续断12g		

5剂，水煎服，每日1剂，早晚分服。

服完 1 剂后患者打来电话反映疼痛明显减轻，睡眠改善；续服 15 剂患者可正常下地行走，腰部未再疼痛，下肢偶有麻木感。

按语：骨痹汤来自国家名老中医关幼波老先生，其由芍药甘草汤加味而成。方中芍药、甘草酸甘化阴以缓筋急，药性守而不走；加入木瓜性味之酸温，威灵仙药性之辛温，加强了柔筋缓急止痛作用，同时取其温通走窜的功效以达到祛寒、除湿、通络的目的。该方敛而不守、行而不燥、阴阳兼顾，多年来用在临床上治疗骨质增生病，收到了良好的效果，在此基础上加活络效灵丹加强活血化瘀功效，再加肾着汤加强利水功效，延胡索、青风藤有很好的止疼作用，配合杜仲、骨碎补、续断加快愈合。

九　其他

096 仙方活命饮加减治疗丹毒案

患者张某某，男，60 岁，退休职工。

主诉：右下肢红肿疼痛 4 天。

病史：患者 4 天前因脚气破溃继而出现右下肢红肿疼痛不适，伴发热，活动后感觉症状较前加重，自行口服退烧药后烧退，右下肢红肿疼痛不适无缓解。刻下：右下肢红肿疼痛不适，红肿揪痛，活动后加重，神志清楚，精神欠佳，纳食一般，少寐多梦，二便正常，舌质淡，苔薄白，脉数有力。

中医诊断：流火，痈疡肿毒，热毒壅聚，气滞血瘀。

西医诊断：丹毒。

治则：清热解毒，消肿溃结，活血止痛。

处方：仙方活命饮加减

白芷 10g	防风 10g	天花粉 10g	赤芍 30g
当归 20g	乳香 12g	醋没药 12g	浙贝母 15g
皂角刺 9g	甘草 10g	金银花 20g	陈皮 12g
牡丹皮 20g	黄芪 30g	北柴胡 15g	白术 12g
土茯苓 20g	干姜 6g		

5剂，水煎服，每日1剂，早晚分服。

二诊：患者服药后右下肢红肿疼痛明显好转，卧床休息时右下肢皮肤接近正常肤色，但下地活动后出现红肿，经静卧休息则减轻。调整处方如下：

白芷 10g	防风 10g	天花粉 10g	白芍 30g
当归 20g	醋乳香 12g	醋没药 12g	浙贝母 15g
皂角刺 9g	甘草 10g	金银花 20g	陈皮 12g
牡丹皮 20g	黄芪 30g	北柴胡 15g	干姜 6g
土茯苓 20g	白术 12g	木瓜 15g	威灵仙 15g
白茅根 30g	丹参 12g		

7剂，水煎服，每日1剂，早晚分服。

7剂服完患者反馈下地活动后右下肢肤色接近正常，且维持时间较长，效果佳。

按语：丹毒，是指皮肤突然发红，色如涂丹的急性感染性疾病，常发于下肢、头面、臀部，局部皮肤有灼热感，稍肿胀，边缘如地图样，隆起，指压褪色，随后可复原，有时伴有水泡，症状向四周迅速扩散并且中心渐褪色、脱屑，多因皮肤或黏膜的微小破损导致继发感染。如小腿部位的丹毒，足癣是常见的诱发因素。该病中医学亦称"丹毒"，亦属于"抱头火丹""内发丹毒""流火""腿游风""赤游风"范畴。中医学认为其病因病机为素体血分有热，肌肤不固，外受火热毒邪，相互搏结所致。该病的中医治疗以凉血清热、解毒化瘀为原则。

本案多为热毒壅聚、气滞血瘀而成。《灵枢·痈疽》记载："营卫稽留于经脉之中，则血泣而不行，不行则卫气从之而不通，壅遏而不得行，故热。大热不止，热胜则肉腐，肉腐则为脓，故命曰痈。"故治以清热解毒、通经脉、行血结、消散溃坚为法，方用仙方活命饮加减。方中，金银花清热解毒；防风、白芷疏散外邪，使热毒从外透解；当归、赤芍、乳香、没药活血散瘀以消肿止痛；浙贝母、天花粉清热散结；皂角刺通行经络，透脓溃坚；陈皮理气，甘草化毒和中。综上配伍意义，是以清热解毒、通行血结、溃坚消散为主所组成，以使毒祛、瘀散、坚溃肿消。

097 仙方活命饮加减治疗脉管炎案

患者王某某，男，72岁，退休职工。

主诉：右下肢疼痛、水肿30余年，加重1个月。

病史：患者30余年前因长期下水工作，出现双下肢水肿、色黑、疼痛不适，医院诊断为"脉管炎"，予以中药汤剂对症治疗后无缓解，故转诊于多家医院，经治疗后效果欠佳，予以中药汤剂治疗后感觉上述症状缓解，院外自行调整中药处方、口服脉管复康胶囊、脉络疏通丸、中华跌打丸、延胡索止疼片。感觉症状加重时就诊于诊所，予以红花注射液等活血化瘀注射液改善循环治疗，溃疡处自行涂抹京万红膏。近1个月无明显原因感觉上述症状加重，为进一步诊治，就诊于我院。刻下：右下肢疼痛、间歇性跛行，局部皮肤发凉，右足踝外侧皮肤有溃疡，神志清楚，精神尚可，纳食一般，大小便正常，舌质淡暗，边有瘀斑，脉细涩。

查体：双下肢足踝区色素沉着明显，右足趾弯曲畸形，右足踝外侧皮肤有溃疡，右足皮肤温度低，足背动脉搏动未及，左侧足背动脉可及。双下肢大隐静脉及属支曲张。下肢血管彩超示：右下肢动脉硬化，右下肢深静脉（胫前）流速缓慢；左下肢动脉硬化，左下肢肌间静脉内径增宽，左下肢胫前静脉流速缓慢。

中医诊断：股肿，气滞血瘀证。

西医诊断：下肢脉管炎。

处方：仙方活命饮加减

白芷 10g	防风 10g	白芍 30g	当归 20g
醋乳香 12g	醋没药 12g	浙贝母 15g	甘草 10g
金银花 20g	陈皮 12g	牡丹皮 20g	黄芪 30g
北柴胡 15g	干姜 6g	土茯苓 20g	白术 12g
木瓜 15g	威灵仙 15g	丹参 12g	党参 20g

二诊：患者服药后感觉右下肢疼痛减轻、间歇性跛行好转，右足踝外侧皮肤溃疡较前减小。继续巩固治疗。

按语：脉管炎又称血栓闭塞性脉管炎，属中医的"脱疽"范畴，是多发于四肢末端，严重时趾（指）节坏疽脱落的一种慢性周围血管疾病，又称脱骨疽。其临床特点以下肢多见，初起患肢末端发凉、怕冷、苍白、麻木，可伴间歇性跛行，继则疼痛剧烈，日久患趾（指）坏死变黑，甚至趾（指）节脱落。《灵枢·痈疽》记载："发于足趾，名曰脱痈，其状赤黑，死不治；不赤黑，不死。治之不衰，急斩之，不则死矣。"仙方活命饮中以"疮家圣药"金银花为君，甘辛轻清，疏散透达，清热解毒，清气凉血；以防风、白芷疏风散邪，用于痈疡初期；当归、陈皮活血散瘀，行气活血，消肿止痛；浙贝母清热化痰，消肿散结；土茯苓燥土泻湿，壮骨强筋，善治痈疽瘰疬、杨梅恶疮；黄芪善达皮腠、专通肌表、托疮疡。患者因长期水下工作，寒湿闭阻于经络，加入木瓜之酸温，威灵仙之辛温，加强了柔筋缓急止痛作用，同时取其温通走窜的功效以达到祛寒、除湿、通络的目的；加甘草以清热解毒。仙方活命饮被称为"外科之首方"，用于痈疽疗效非常显著。

098 小续命汤加减治疗脑梗死案

患者王某某,男,66岁,退休职工。

主诉:左侧下肢痿软无力2天。

病史:患者2天前受凉后出现咽痛,咳嗽,咳痰,痰色白、量多,其后出现左侧下肢痿软无力,不伴言语不利、吞咽困难、二便失禁等,经休息后无缓解。刻下:左下肢痿软无力,感头晕不适,咽痛,咳嗽,咳痰,痰色白、量多,多汗,怕热,倦怠懒言,神志清楚,精神欠佳,纳眠可,小便频数,大便正常。舌质暗淡,苔薄白,脉细涩。

辅助检查:头颅核磁示右侧基底节区、侧脑室体旁亚急性期梗死灶。

中医诊断:中风,中经络,外寒内瘀。

西医诊断:脑梗死。

治则:温经通络。

处方:小续命汤加减

麻黄6g	党参20g	杏仁15g	白芍15g
甘草10g	川芎15g	防己10g	黄芩8g
石膏10g(先煎)	知母10g	茯苓15g	陈皮12g
法半夏10g	桔梗15g	射干12g	桃仁15g
干姜10g	泽泻10g		

5剂,水煎服,每日1剂,早晚分服。

二诊:患者服药后咽痛无,咳嗽、咳痰减少,痰色白,出汗

减少,怕热减轻,左侧肢体痿软无力缓解。为巩固疗效,调整处方如下:

麻黄 6g	党参 20g	杏仁 15g	白芍 15g
甘草 10g	川芎 15g	防己 10g	黄芩 8g
石膏 10g（先煎）	知母 10g	茯苓 15g	陈皮 12g
法半夏 10g	桃仁 15g	干姜 10g	泽泻 10g

5剂,水煎服,每日1剂,早晚分服。

三诊:患者服药后咳嗽、咳痰基本消失,左侧肢体痿软无力缓解。为巩固疗效,调整处方如下:

麻黄 6g	党参 20g	杏仁 15g	白芍 15g
甘草 10g	川芎 15g	防己 10g	黄芩 8g
石膏 10g（先煎）	知母 10g	茯苓 15g	陈皮 12g
清半夏 10g	桃仁 15g	干姜 10g	泽泻 10g

四诊:患者服药后感左侧肢体痿软无力较前明显缓解。

按语:《灵枢·五变》记载:"肉不坚,腠理疏,则善病风。"人体正气衰弱,风邪挟寒外袭所致,由于正气不足,腠理疏松,风寒之邪长驱直入,直达经络,属真中风。河间云:中风面夹五色,有表证,脉浮而恶寒,拘急不仁,此中风也。宜以加减续命,随症治之(《古今录验》)。患者2天前受凉后出现咽痛、咳嗽、咳痰等症状,此为太阳中风。患者年过六旬,正气日虚,风邪乘虚侵袭脉道,卫气郁闭,营气不能通荣四肢肌肉,则肢体牵掣疼痛左下肢痿软无力。方中麻黄、桂枝、杏仁、甘草四味组成麻黄汤,再配以祛风的防风,开表泄闭,祛邪外出；麻黄、杏仁宣通肺气；桂枝、川芎温通血脉，防己通调水道。这一组药重在祛邪。患者咽痛，加射干、桔梗、半夏、甘草（见《四圣心源》桔梗汤）。党参、干姜培土温中；卫气郁闭，气不行则血瘀，加桃仁通经而行淤涩；患者多汗、怕热，加石膏、知母清金泻热。二诊，患者咽痛无，去桔梗、射干，继续巩固治疗。小续命汤是治疗中风的名方，中风病位在脑，高巅之上，唯风可到。小续命汤对阳虚寒凝、脉络阻滞所导致的中风有较好的疗效。

099 小柴胡汤加减治疗带状疱疹案

患者温某，男，38岁，职员。

主诉：左侧眼周疱疹伴疼痛1周。

病史：患者1周前受凉后出现怕凉不适，自行口服伤风胶囊后症状好转；近日进食辛辣刺激食物，左侧眼周出现疱疹、色红、疼痛，自行外抹阿昔洛韦乳膏、口服阿莫西林胶囊，无缓解；昨日继之下眼睑及左侧嘴角出现疱疹、色红，感觉瘙痒不适，求进一步诊治就诊于我院。刻下：左侧眼睑水肿、眼裂明显减少，左侧眼周疱疹色红、渗黄色脓液，伴瘙痒、疼痛，左侧下眼睑及嘴角疱疹伴瘙痒，左侧上牙齿疼痛不适，口干，神志清楚，精神、纳食欠佳，心烦眠差，大便黏滞不爽，小便正常。舌质红，苔薄黄，脉弦数。

中医诊断：蛇串疮，肝经郁热证。

西医诊断：三叉神经带状疱疹。

治疗上辨证为肝经郁热，予以普通针刺以清热利湿，穴位为：太阳（双）、合谷（双）、外关（双）、足三里（双）、上巨虚（双）、下巨虚（双）、阳凌泉（双）、丰隆（双）、太冲（双）、内庭（双）、足临泣（双）等。

处方：小柴胡汤加减

北柴胡 15g	黄芩 10g	姜半夏 12g	甘草 8g
党参 15g	白芍 20g	麸炒枳实 12g	大黄 6g
茯苓 15g	桂枝 15g	当归 12g	制何首乌 12g
生地黄 15g	牡丹皮 20g	干姜 10g	醋延胡索 15g
炒川楝子 15g	紫苏叶 15g	丹参 15g	金银花 10g
川芎 15g	木贼 15g	防风 10g	土茯苓 30g
生石膏 10g（先煎）	黄连片 5g		

5剂，水煎服，每日1剂，早晚分服。

二诊：患者左侧眼睑水肿减轻、眼裂较前一天增大，左侧眼周疱疹色暗，未再渗黄色脓液，瘙痒明显减轻，伴疼痛、左侧下眼睑及嘴角疱疹伴瘙痒、左侧上牙齿疼痛基本消失，神志清楚，精神、纳食改善，睡眠改善，大便基本成形，小便正常。

按语：带状疱疹是由水痘带状疱疹病毒引起的急性炎症性皮肤病，表现为成簇水泡沿体表一侧的皮肤呈带状分布，常伴神经痛及局部淋巴结肿痛。中医学认为带状疱疹的发生多与肝、脾二脏有关，病机特点为湿热交阻、气血凝滞。患者疱疹位置发于左侧外眼角，属足少阳胆经的循行部位，故选用小柴胡汤。方中柴胡入肝、胆经，透泄少阳之邪，并能疏泄气机之郁滞，使少阳之邪得以疏散；左侧眼周疱疹色红、渗黄色脓液，提示少阳湿热，黄芩、土茯苓清热利湿；桂枝、当归、制何首乌取自《四圣心源》厥阴风木方以平肝木、润风燥；左侧上牙齿疼痛，上牙属胃，加清胃散清胃热；延胡索、川楝子为金铃子散以疏肝泻热、活血止痛；其眼睑水肿、感觉瘙痒不适，加金银花可清散风湿、消除肿毒，木贼、防风祛风止痒明目。

第三部分 医论医话

第一节　糖尿病概说

糖尿病是一种由遗传和环境因素的复合病因引起的临床综合征，发病率仅次于心脑血管疾病、肿瘤，成为威胁人类生命的第三大疾病。目前，全世界约有糖尿病患者一亿人，并有日渐增多的趋势，我国国家卫生健康委员会已将本病列为重点疾病之一。本病患者以中老年居多，少数为青少年。糖尿病的发生与发展过程受到遗传、体质、代谢、免疫等多种因素的影响，且患病个体的差异性很大。治疗上，现代西医学自1921年发现胰岛素以来，对治疗糖尿病是一大贡献。但由于原发性糖尿病病因未明，至今仍无特效治疗措施。

糖尿病属中医的"消渴"病范畴，在《黄帝内经》中称为"消瘅"。根据发病机理和临床表现的不同，历代医籍中有"鬲消""肺消""消中"等不同名称。《黄帝内经》的消渴记载，散见于十四篇之中，对其病因病理、临床表现、治则及预后等分别做了论述。辨证论治出自《金匮要略》，证候分类始于《诸病源候论》，体系形成于唐宋，为后世医家研究消渴病提供了宝贵的文献资料。现代运用中医药对糖尿病患者进行临床治疗，最早见于1951年，多病例观察的首次报道在1977年。此后，糖尿病的中医治疗开始引起中西医界广泛关注。特别是20世纪80年代后，大量的治疗病例和临床总结性资料不断涌现。中医在探索和总结糖尿病的病因病机、辨证分型、遣方用药、并发症的治疗等方面，均取得可喜的进展。不少研究者对糖尿病人做了治疗前后血糖、尿糖、糖耐量试验等对照检查。大量研究成果表明，中医中药治疗糖尿病，不仅临床疗效满意，而且颇有独到之处。目前，西医辨病与中医辨证结合论治，疗效多在85%以上。

第二节　糖尿病中医辨证分型

糖尿病的致病因素是综合性的，尤其与嗜酒、喜食膏腴和过度精神紧张有关，三者综合发病者较多。不论情志、房劳、厚味还是嗜酒等因素，其造成消渴病的主要病理机制为积热伤阴，阴虚火旺，耗损肺、脾（胃）、肾诸脏，热伤肺阴，肺液干涸，敷布失职，多饮而烦渴不止；邪伤胃阴，胃火炽盛，消谷善饮，肌肉消瘦，热邪伤肾，肾阴亏虚；精气不足，统摄失权，精微不藏，多尿而频，或有甜味，或如脂膏。此三者其始虽异，其终则同，最后损伤肺、胃、肾阴液，而致糖尿病。分述如下：

1. 燥热内生

长期过食甘肥、醇酒厚味，以致脾胃运化失职，积热内蕴，化燥伤津，易致消渴；亦有意欲长寿，或恣情纵欲，长时服用温燥壮阳之剂，或久病误服温燥之品，致使燥热内生，阴津亏损，发为消渴。

2. 五志化火

长期过度精神刺激，情绪紧张，五志过极，火热内生，灼阴伤肺而失治节；亦有忧愁思虑，情怀不畅，心气郁结，郁而化火，心火亢盛，致心脾精血暗耗，肾阴亏损，水火不济，发为本病。

3. 肾阴亏虚

先天禀赋不足，肾脏素虚，或病后阴血亏衰，火旺阳亢，消灼阴津；或因房事不节，劳伤过度，伤耗阴津，肾阴亏损。阴虚火旺，上蒸肺胃，遂致肾虚、肺燥、胃热，发为消渴。

关于糖尿病的辨证分型，各医家意见不一。20世纪60年代以前大多以上、中、下三消分治，此后分型日趋增多，有以肺、胃、肾分治，有以气、血、津液辨证，也有以瘀血、肝气来辨治。结合古今多数医家的经验，归纳为下列六型：

1. 燥热炽盛

此型多见于疾病初起，来势较急。多食，消谷善饥或胃脘嘈杂，口渴多饮，甚则渴饮无度，咽干舌燥，形体消瘦，小便频数、色黄，大便秘结或干燥。舌苔薄、黄腻或黄燥，舌质红或带芒刺，脉滑数或弦滑。

2. 气阴两虚

此型是糖尿病的基本型。三多症状明显，倦怠乏力，心慌气短，头晕耳鸣，失眠多梦或心悸健忘，自汗盗汗，五心烦热，或骨蒸潮热，形体消瘦，唇红咽干，尿频色黄，大便干。舌苔薄白或少苔，舌质红少津，脉沉细或细数。

3. 阴虚火旺

此型多见于病久迁延不愈。咽干口燥，口苦，口渴多饮；或牙龈肿痛，口臭，或口舌生疮，消谷善饥，胃脘痛如灼，伴五心烦热，骨蒸潮热，盗汗，或心烦失眠，形体消瘦，尿频量多，或溺赤，大便干燥或秘结。舌苔薄白或无苔、花剥，或薄黄，舌质干少津，脉细数或滑数。

4. 阴阳两虚

此型多见于疾病后期。三多症状迁延日久，形寒肢冷，面色㿠白或黧黑，浮肿，皮肤毛发干枯无华，头晕乏力，耳鸣耳聋，腰酸腿软，夜尿频数，大便稀溏，多伴有并发症，或有酮中毒现象。舌苔薄白，舌质淡胖，脉沉细无力。

5. 脾肾阳虚

此型多见于 50 岁以上中老年患者。三多症状不明显，畏寒怕冷，尤其腹部怕凉，神疲乏力，气短，腰膝酸软无力，耳鸣耳聋，滑精或阳痿，遗精，早泄，自汗，小便频数量多或清长，或失禁，或如脂膏，大便溏薄，或五更泄泻，舌苔白润，舌质淡胖或淡红，脉关尺沉细弱。

6. 瘀血内阻

此型多见于糖尿病经治疗三消不减，形体日渐消瘦，合并心脏血管及神经病变者。三多症状轻重不一，伴胸闷胸痛、刺痛，或四肢疼痛，或肢体麻木，半身不遂，面有瘀斑，月经血块多包紧。舌紫暗或淡暗，有瘀点、瘀斑，舌静脉怒张，脉来细涩。

根据糖尿病的症状、舌苔、脉象，临床上将糖尿病演变归纳为五个阶段，即燥热炽盛型—气阴两虚型—阴虚火旺型—阴阳两虚型—脾肾两虚型。瘀血内阻型则为糖尿病的并发症见症。

第三节　糖尿病中医辨证分型治疗

一、疗效判定

糖尿病疗效判定包括疾病疗效判定标准、主要检测指标（血糖）疗效评价标准和证候疗效判定标准。糖尿病并发症疗效判定，可根据试验具体目的，增加或改变相应评价指标。

1. 疾病疗效判定标准

①显效：中医临床症状、体征明显改善，证候积分减少≥70%；空腹血糖及餐后2小时血糖下降至正常范围，或空腹血糖及餐后2小时血糖值下降超过治疗前的40%，糖化血红蛋白值下降至6.2%以下，或下降超过治疗前的30%。

②有效：中医临床症状、体征均有好转，证候积分减少≥30%；空腹血糖及餐后2小时血糖下降超过治疗前的20%，但未达到显效标准，糖化血红蛋白值下降超过治疗前的10%，但未达到显效标准。

③无效：空腹血糖及餐后2小时血糖无下降，或下降未达到有效标准，糖化血红蛋白值无下降，或下降未达到有效标准。

2. 主要检测指标（血糖）疗效判定标准

①显效：空腹血糖及餐后 2 小时血糖下降至正常范围，或空腹血糖及餐后 2 小时血糖值下降超过治疗前的 40%，糖化血红蛋白值下降至正常，或下降超过治疗前的 30%。

②有效：空腹血糖及餐后 2 小时血糖下降超过治疗前的 20%，但未达到显效标准，糖化血红蛋白值下降超过治疗前的 10%，但未达到显效标准。

③无效：中医临床症状、体征均无明显改善，甚或加重，证候积分减少＜ 30%；空腹血糖及餐后 2 小时血糖无下降，或下降未达到有效标准，糖化血红蛋白值无下降，或下降未达到有效标准。

空腹血糖、餐后 2 小时血糖应分别进行疗效评估。

3. 证候疗效判定标准

①临床痊愈：中医临床症状、体征消失或基本消失，证候积分减少≥ 90%。

②显效：中医临床症状、体征明显改善，证候积分减少≥ 70%。

③有效：中医临床症状、体征均有好转，证候积分减少≥ 30%。

④无效：中医临床症状、体征均无明显改善，甚或加重，证候积分减少＜ 30%。

计算公式（尼莫地平法）为：

证候积分减少 = [（治疗前积分 - 治疗后积分）÷ 治疗前积分] ×100%

二、分型治疗

1. 燥热炽盛

治法：清热泻火、生津止渴。

处方：

生石膏 30g（先煎）	知母 10g	党参 15g	甘草 6g
粳米 30g	黄芩 10g	地骨皮 15g	天冬 15g
麦冬 15g	天花粉 15g	玄参 10g	栀子 10g

加减：烦渴频饮，倍生石膏、天花粉、麦冬用量；胸闷嗳气，脘腹作胀，加玫瑰花、佛手、川楝子；肠腑热结，大便秘结，选用郁李仁、瓜蒌仁、火麻仁、大黄；气短懒言，自汗神疲，脉细弱，合生脉散；肌肤并发痈、疮疡者，酌加银花、连翘、蒲公英、紫花地丁、败酱草等。

用法：生石膏打碎先煎，每日1剂，分2次服。

常用成方：白虎加人参汤、玉女煎、麦门冬汤、消渴汤、玉泉丸、玉液汤、千金黄连丸、增液承气汤、竹叶黄芪汤、五味消毒饮。

2. 气阴两虚

治法：益气养阴，佐以清热。

处方：

生黄芪 20g	黄精 15g	太子参 15g	生地黄 10g
天花粉 10g	山药 15g	白术 10g	玄参 10g
天冬 10g	麦冬 10g	枸杞子 15g	石斛 10g
女贞子 15g			

加减：心悸怔忡、脉结代加桂枝、牡蛎、枣仁；肺气虚加重黄芪用量，太子参易党参；便溏加茯苓、生薏苡仁、车前子；遗精加知母、黄柏；不思食、恶心干呕加乌梅、鸡内金、半夏、竹茹。

用法：每日1剂，水煎，分2次服。

常用成方：黄芪汤、增液汤、玉液汤、生脉散、六味地黄汤。

3. 阴虚火旺

治法：滋阴降火，养阴润燥。

处方：

北沙参 10g	麦冬 10g	枸杞子 10g	当归 10g
生地黄 15g	熟地黄 15g	葛根 15g	丹参 30g
知母 10g	石膏 15g（先煎）	黄连 6g	黄精 10g
五味子 10g			

加减：肾经相火偏旺加黄柏；目干涩、视物模糊加菊花、青葙子、决明子；肋胁疼痛甚加茜草、泽兰、玄胡、郁金；失眠多梦、健忘加女贞子、首乌藤；渴饮无度、口干少津加天花粉、海蛤粉、玉竹。

用法：石膏打碎先煎，每日1剂，分2次服。

常用成方：一贯煎、知柏地黄丸、六味地黄丸、天花粉散、枸杞汤、大补阴丸、生脉散。

4. 阴阳两虚

治法：温肾滋阴，调补阴阳。

处方：

熟地黄 10g	生地黄 10g	山药 15g	山茱萸 10g
茯苓 10g	泽泻 10g	牡丹皮 10g	菟丝子 15g

五味子 10g　　黄芪 20g　　　金樱子 15g　　附子 10g（先煎）

肉桂 3g（后下）

加减：血瘀加红花、丹参、泽兰；合并肾病加车前子、覆盆子、续断、桑寄生；有感染加蒲公英、银花；合并冠心病胸闷加瓜蒌、薤白头、丹参。

用法：附子先煎，肉桂后下，每日 1 剂，分 2 次服。

常用成方：金匮肾气丸、八味地黄汤、二仙汤、秘元煎。

5. 脾肾阳虚

治法：健脾温肾，阴阳并调。

处方：

干姜 5g　　　熟地黄 10g　　山茱萸 10g　　枸杞子 15g

补骨脂 10g　苍术 10g　　　白术 10g　　　莲子肉 10g

山药 15g　　鸡内金 10g　　五倍子 10g　　赤石脂 15g

附子 10g（先煎）

加减：心悸怔忡加枣仁、远志、柏子仁、茯神；面色黧黑、四肢失温加鹿角片、紫河车、丹参、桂枝；尿有余沥、夜尿多加白果；腰冷腰酸加肉桂、桑寄生、续断、淫羊藿；阳痿加阳起石、巴戟天。

用法：附子先煎，每日 1 剂，分 2 次服。

常用成方：附桂八味丸、金匮肾气丸、右归丸。

6. 瘀血内阻

治法：活血化瘀，益气养阴。

处方：

生黄芪 30g　　山药 30g　　　桃仁 10g　　　红花 6g

地龙 10g	川芎 10g	当归 10g	赤芍 10g
丹参 30g	茯苓 10g	生地黄 20g	玄参 10g
牡丹皮 10g	葛根 10g		

加减：头昏疼痛明显加决明子、白芷；胸闷、肢体疼痛较剧加桂枝、生山楂、瓜蒌、鸡血藤、豨莶草、丝瓜络；痰瘀互结，头晕身重，喘逆，胸闷，加桔梗、牛蒡子、皂荚、路路通；合并心血管病变加何首乌、枸杞子、炒核桃仁、白茯苓。

用法：每日1剂，分2次服。

常用成方：补阳还五汤、血府逐瘀汤、膈下逐瘀汤、复元活血汤、活血降糖方、润燥活血方、五香散。

第四节　糖尿病并发症中医治疗

在上述分型治疗的基础上，根据不同见症，进行加减或辅助用药治疗。

1. 糖尿病酮症

上消偏重用生石膏、天花粉、麦冬、玉竹、党参、知母、黄连、生地黄、石斛、沙参。中消偏重予调胃承气汤合白虎汤加黄连、天花粉获效，或用生地黄 60～90g，川黄连 1.5～3g，黄芪 5～15g，内服能使酮体转阴。

2. 并发肾病及尿路感染

肾病出现蛋白尿者，用白花蛇舌草、续断及大量黄芪治疗。

尿路感染症见尿浊、尿频尿急尿痛者，用萆薢、菖蒲、乌药、车前子、石韦等治疗。

3. 合并周围神经炎

糖尿病性神经病变是糖尿病患者最常见的并发症，一般用肾气丸治疗。2 型糖尿病合并周围神经病变的老年患者，用沙参、天花粉、麦冬、玉竹、枸杞子、生地黄、知母、黄芩、黄连、丹参、泽兰、鬼箭羽等，另服指迷茯苓丸治疗。感觉障碍、肢体酸痛者，用黄芪、桂枝五物汤加减。运动障碍，肌肉萎缩，用人参白虎汤。若四肢窜痛、皮肤灼热为络脉不畅，用四藤一仙汤（鸡血藤、络石藤、海风藤、钩藤、威灵仙）。

4. 合并视网膜病变

雀目、耳聋、肝肾阳虚者，用杞菊地黄丸、石斛夜光丸、羊肝明目丸；白内障，加丹参、阿胶；眼底出血，加凉血止血的青葙子、谷精草、决明子、枸杞子、菊花、茺蔚子、大蓟、小蓟、三七、云南白药等。

5. 合并心脑血管病变

合并冠心病，以养阴活血化瘀为主，常用黄芪、当归、丹参、赤芍、白芍、川芎、益母草等。合并脑血管意外半身不遂，用补阳还五汤或血府逐瘀汤。

6. 合并疮疡痈

症见牙龈脓肿，久久不愈，甚则高热神昏，用清热解毒之五味消毒饮、牛黄解毒丸。

第五节　糖尿病中医特色疗法

一、针灸

1. 体针

取穴：主穴：脾俞、胰俞、膈俞、足三里。配穴：肺俞、意舍、承浆、胃俞、丰隆、肾俞、关元、复溜、三阴交、阴陵泉。

操作：主穴均取，酌选配穴，以针刺得气为指标，当患者对针刺有酸麻胀痛的感觉，则留针 15 分钟。针感不明显者，可重复运针，使之得气。冬季可采取皮下埋针法。每日计 1 次，12 次为一疗程，每疗程间隔 3 天，总观察 45 天。

2. 耳针

取穴：胆、肾、内分泌、交感、下屏尖、三焦。

操作：耳廓常规消毒后，将毫针速刺入耳穴，留针 1～2 小时，间隔 20 分钟捻转 1 分钟。隔日针灸 1 次，每次选 1～6 穴，两耳交替，共针 10 次。

二、推拿

操作：患者取坐位，医者手法操作头面、上肢、胸背部时，取站立位；操作胁肋、腹、腰骶及下肢部时，取坐位。

头面颈项部：拿五经，推跻弓，拿颈项，分眉弓，点睛明、分迎香、人中、承浆，打角孙，合颈项。

躯干部：平推胸背、两胁肋、脘腹及少腹、腰骶。

上肢部：拿前后血浪，开电门，平推上臂，理掌背、五指、臂四缝，掌出拳心，运膀子，搓手背，抖肩臂，拿合谷。

下肢部：点冲门、血海、太溪，提拿大小腿前后肌群，平推大小腿内、外侧，搓揉大小腿。

重复头面颈项部手法。

掌击百会，拳击大椎、八髎穴。

在实施上述手法操作时，根据上消、中消、下消分型不同，手法重点各有不同，具体如下。

上消：着重平推上胸部和三指直推两乳间，并兼用中指点揉膻中、中府、云门、气户、库房等穴；在平推背部时，兼用拇指推揉肺俞、膈俞、大椎诸穴；在平推搓抖上肢时，兼用拇指、食指拿按曲池、手三里、少商诸穴；最后提拿搓揉肩井穴5次。

中消：重点斜推两胁部和横推脘腹部，兼用中指点揉期门、章门、中脘、气海、关元、天枢诸穴；在平推背部时，兼用拇指推点脾俞、肝俞、胰俞诸穴；在平推下肢时，兼用拇指揉血海、足三里、三阴交。上述手法均以酸胀为度，最后重出大椎穴之下。

下消：着重横推腰骶和斜推少腹部兼用拇指揉肾俞、命门、志室、八髎诸穴，以有酸胀为度；用中指按揉气海、关元穴；平推下肢时，兼用拇指点揉三阴交、涌泉穴，均以有酸胀为度。

隔日治疗1次，每次约30分钟，40次为一疗程。

第六节　糖尿病民间中医食疗法

糖尿病的主要临床症状是多食、多饮、多尿，尿中含糖，身体消瘦，在中医学上属"消渴症"范畴，认为此病多由于平素贪嗜醇酒厚味，内热化燥，消谷伤津，以致肺、胃、肾阴虚燥热，发为消渴。治疗上宜以滋阴清热生津为主，并随证佐以益气、固涩、温阳、活血。还要注重食疗。

①冬瓜100g，鲜番薯叶50g，切碎，加水炖熟，每日服1剂，或干番薯藤、适量水煎服。

②山药60g，猪胰1条，干地黄30g。用瓦锅加适量清水煮猪胰，再入山药、干地黄同煎。饮汤吃肉，佐膳亦可，连续用。

③黄芪30g，山药60g（研粉）。将黄芪煮汁300mL，加入山药粉搅拌成粥。每日服1～2次。

④枸杞子15g，兔肉250g，加水适量，文火炖烂熟后，加盐调味，饮汤食肉，每日1次。

⑤猪胰1条，加薏苡仁50g或黄芪100g，水煎服食，每日1剂，连用10天。

⑥大田螺10～20个，养于清水盆中，漂去泥沙，取出田螺肉加黄酒半小杯，拌和，再以清水炖熟，饮汤，每日1次。

⑦猪肚1个洗净，葱白数茎，豆豉25g。煮猪肚至烂，入葱花、豆豉调味，再取出猪肚切片。空腹渐次食之，渴即饮汤。

⑧海参、鸡蛋各1个，猪胰1条。将海参泡发、切片，与猪

胰同炖，熟烂后将鸡蛋去壳放入，加酱油调味，每日服 1 次，或间日服 1 剂。

⑨蘑菇培养液具有降血糖的作用，常以蘑菇为菜或煮汁饮服，可改善糖尿病症状。

⑩小米粉 25g，麦麸 50g，加适量盐、葱花、香油、五香粉，用水和匀，做成小饼，烙熟食之。

⑪绿豆 250g，加水适量，煮熟频饮。绿豆性寒，具有良好的延缓血糖升高的作用，可延缓碳水化合物的吸收，降低餐后血糖水平。

⑫南瓜 1000g，切块，加水适量，煮熟后随饭饮用。南瓜富含维生素，是高纤维食品，能降低糖尿病人的血糖，并增加饱腹感。

⑬枸杞子 15g，猪肝适量。将猪肝切片与枸杞子一起用文火炖成猪肝汤，饮汤食肝，每日 2 次。

⑭活鲫鱼 500g，去肠杂洗净，将绿茶 10g 塞鱼腹内，置盘中上锅蒸熟。不加盐食用，每日 1 次。治糖尿病烦渴、多饮。

⑮大萝卜 5 个，煮熟捣取汁，用粳米 150g，同水共煮粥食用。

⑯鲜芹菜 500g，洗净捣烂挤汁，1 日 2 次分服。连用 3 个月以上才有效。

⑰苦瓜味苦，性寒，清热解毒，除烦止渴，含有类似胰岛素的物质，有明显降糖的作用。以鲜苦瓜做菜食，每餐 100g，每日 3 次；或将苦瓜制成干粉，每次服 10g，每日 3 次。

⑱洋葱的挥发油可降血糖。每餐可炒食 1 个葱头，每日 2 次，炒时不可煮烂，以嫩脆为佳。

⑲乌龟1～2只，洗净，除去内脏、头、爪，与玉米须60～120g（干品减半），文火熬煮，饮汤吃肉。或用独味玉米须50g，加水煎服，每日1剂，分2次服，10天为1个疗程。

⑳马乳250g，煮开后分成2份，早晚各服1份，疗程不限。

㉑猪胰1条，淮山药30g，炖汤常食之，专治2型糖尿病。

㉒枸杞子30g，糯米100g，煮粥，适宜老年性糖尿病患者食用。

㉓葛根粉30g，粳米100g，煮粥食用。

㉔国外用番石榴治疗糖尿病已有10余年历史，据说有一定的治疗效果。每日用鲜果250g榨汁，分3次煎服。

第七节　从痰论治糖尿病并发症

一、痰是糖尿病并发症的主要原因

中医认为，痰是导致糖尿病的重要病理基础，也是糖尿病诸多并发症的主要原因。糖尿病日久可致气阴两伤或阴阳俱虚，更加重痰的形成，使病变日渐加剧，最终导致诸多并发症的形成。

痰邪挟瘀留于体内，随气升降，无处不到，或阻于肺，或停于胃，或蒙心窍，或郁于肝，或动于肾，或流窜经络，或痰阻邪着而不行，则变证丛生。

若痰阻于肺，可见糖尿病并发肺部感染、肺结核等，出现咳嗽、咯痰等症。若痰阻于心脉，可见糖尿病并发冠心病，表现为胸闷、心痛、口唇紫绀，重者心痛彻背，背痛彻心。若痰阻于经络，蒙蔽清窍而为半身不遂，口眼歪斜，神志昏迷，可见糖尿病合并脑血管病变。若经脉痹阻，血不归经，则见于合并视网膜病变眼底出血。若经络失养，不通则痛，则见糖尿病合并神经病变，表现为肢体麻木疼痛。若痰浊上蒙清窍，可出现合并高血压之头晕、目眩等。若瘀血内停，痰湿泛溢肌肤，可见并发肾病而出现水肿等。

由此可见，痰瘀互结与糖尿病的并发症关系极为密切，是糖尿病诸多并发症的重要发病原因之一。

二、祛痰降浊，标本兼治

糖尿病并发症与痰有密切的关系。阴虚证是消渴的一个方面，痰证则为另一个方面，二者之间相互关联，可以使糖尿病并发症的病因病机更趋合理与完善。痰的形成，一则直接耗伤阴液，二则痰郁化火也耗伤阴液，更有痰浊闭阻经络，阴津失于输布，皆使机体不得濡养，病发消渴。痰既为病理产物，同时又可作为病因导致脏腑功能失调，如此进入恶性循环，以致病势日进，顽固难解。以前单用清热益阴之法治疗此类型者，犹如扬汤止沸，是只治其标，痰邪不去，燥热未除，阴津何复？如能釜底抽薪，以祛痰降浊为主，结合清热、滋阴、活血等，则为标本兼治之术。笔者经临床观察验证，依此法治疗切实行之有效。

三、糖尿病并发症的常见证型和治法

糖尿病并发症在治疗上宜辨病与辨证相结合,采用化痰祛湿、降糖降脂之法,以图治病求本。

1. 痰浊中阻

患者头晕,目眩,耳鸣,恶心,呕吐痰涎,脘腹满闷,形体肥胖,气短乏力,肢麻,舌体胖,舌质淡,苔薄白,脉缓或濡滑,血糖增高,血压正常。

治宜燥湿祛痰,药用半夏白术天麻汤加减:

法半夏 15g	白术 15g	天麻 15g	陈皮 15g
生姜 15g	茯苓 25g	泽泻 20g	大枣 4 枚
紫苏 20g			

2. 痰热内扰

患者头晕,心悸,失眠,烦躁,大便干,口干渴不欲饮,形体肥胖,舌暗红,苔薄黄,脉弦滑数,血脂、血糖增高。

治宜清热化痰为主,药用黄连温胆汤加减:

黄连 15g	半夏 15g	陈皮 15g	竹茹 20g
枳实 20g	甘草 15g	赤芍 20g	白芍 20g
炒酸枣仁 30g	知母 20g	生地黄 50g	枸杞子 25g

3. 气虚痰阻经络

患者口渴多饮不显著,四肢酸软无力,形体肥胖,头晕肢麻,舌暗红,苔薄黄,脉沉细无力,血糖增高,血压正常。

治宜益气化痰,活血通络,药用参芪温胆汤加减:

黄芪 25g	党参 25g	法半夏 15g	陈皮 15g
茯苓 25g	枳实 9g	苍术 12g	竹茹 12g
生山药 20g	麦冬 15g	鸡血藤 30g	丹参 30g
天花粉 30g			

第八节　从肾论治糖尿病

目前，糖尿病的治疗多采用双胍、磺胺类降糖药物，降糖容易，平稳控制血糖难，用量掌握不好还会形成酮症酸中毒、低血糖休克等。血糖不平稳容易出现心血管疾病、眼底出血、肾病等糖尿病并发症，心、肝、脾、肺、肾等器官的功能也会越来越差。更严重的是，引起糖尿病患者死亡的主要原因，就是来自这些并发症。

平稳控制血糖，需要人体自身的血糖调节功能，也就是说，胰腺的胰岛素分泌功能正常、机体对胰岛素调节血糖作用敏感。

一般糖尿病治疗用药，例如注射胰岛素，就是对身体注射外源性胰岛素，导致胰腺分泌胰岛素功能容易退化。口服双胍类、磺胺类糖尿病药物，过度刺激胰脏分泌胰岛素，等于给一匹又老又病的马用力抽鞭子，还让马跑。长此以往，总有一天糖尿病人的胰脏会因过度疲劳而再也不能分泌胰岛素。

这两种情况都不能达到平稳控制血糖的目的，糖尿病的并发症就产生了。

第三部分　医论医话

糖尿病的病理是内分泌代谢紊乱，也就是中医讲的心、肝、脾、肺、肾五脏功能失调，确切地说是肾虚导致的。所以糖尿病的综合调理最理想的方法是一手调控血糖，一手补肾调补五脏。

中医学称糖尿病为"消渴症"，也就是肾虚、肺燥、脾热、胃热引起的消渴症状。

糖尿病人神疲乏力、精乏无神、口干、鼻干、皮肤瘙痒干燥、毛发脱落，伤口不易愈合，都是肾虚肺燥的临床症状。

糖尿病人多食，是肾虚、胃热、脾热的表现。因为肾虚，肾水不足，造成胃局部血液循环过快，胃收缩能力加强，导致胃无序地工作，形成多食的症状。

胃的无序工作，盲目地快速消化食物，必然增加脾脏化血的工作量，导致脾热。胃热、脾热的结果是使人体代谢加快，内分泌紊乱，不能正常消化吸收，食物中的精华流失，故出现消瘦、乏力。胃热、脾热反过来伤及肾水。肾更虚，肾主"水"的功能会进一步降低，糖尿病人的水肿症状就出现了，严重的发展成糖尿病的肾病综合征、尿毒症。

糖尿病是内分泌代谢紊乱造成的，"内分泌代谢紊乱"从中医角度讲就是心、肝、脾、肺、肾五脏功能失调。五脏功能失调即糖尿病的根源，根源找到了，我们就要从补肾入手控制糖尿病的并发症。

糖尿病人选用像金匮肾气丸这样滋补肾阴阳虚、调节五脏功能的良药，对辅助治疗糖尿病人很有帮助。

金匮肾气丸通过滋补肾阴、肾阳，调理五脏，补肺气、去胃火，从而激活胰岛细胞，恢复胰脏功能。金匮肾气丸不能直接降低血糖、尿糖，但是通过补肾调节五脏功能，辅助治疗糖尿病的效果是显著的，使糖尿病人的身体整体情况都得到改善。糖尿病人在服用金匮肾气丸初期可按原用量服用正在使用的治疗糖尿病药物。

金匮肾气丸是纯中药植物药的高倍提纯成分制成的中成药，通过补肾的阴阳两虚，使胰脏恢复功能，消除肾虚引起的肺燥、胃热、脾热的症状，帮助糖尿病人从根本上恢复健康，控制糖尿病综合征，从而达到带"病"长寿的目的。

第九节 中西医结合治疗糖尿病

中医和西医对糖尿病病因病机的认识，既有共同之处，又各有侧重。中医十分重视机体内在因素的作用，"五脏柔弱者，善于病消瘅"，明确地指出糖尿病的发生与禀赋不足有关，这与现代医学认为糖尿病与遗传因素密切相关的病因有共同之处，又如中医认为饮食不节，积热伤津，可致消渴。现代研究表明，饮食疗法可以减轻胰岛 β 细胞的负担，有利于 β 细胞功能的恢复，还可使肥胖者降低体重，增加胰岛素受体数目和敏感性。现代科学研究认为，中医药治疗糖尿病的机理，一是通过综合调节作用，补五脏，益精气，祛瘀血，标本同治，使体内的阴阳失调、气血紊乱、脏腑功能虚弱恢复正常；二是中药确有一定的降糖作用，目前已被证实有降糖作用的中药达 70 余种，复方 30 余首。中药降糖的机制或许包括这些方面：促进胰岛 β 细胞分泌胰岛素，抑制胰高糖素分泌；提高胰岛素受体结合力和数目，改善胰岛素受体后效应；抑制糖异生，促进葡萄糖利用，延缓肠道葡萄糖的吸收。

糖尿病的辨病与辨证分型相结合，逐步形成中西医结合的诊断模式。这种模式吸取了中西医学之长，把西医侧重病因和病理形态的诊断与中医侧重全身生理病理反应的诊断有机地结合起来，使医生对整个病情有了更全面的了解，既可使着眼于整体宏观的中医辨证进一步深入走向微观化、客观化和定量化，又可使侧重局部和微观的西医辨病走向整体化和综合化。在糖尿病的诊断方面，中西医的诊断标准是一致的。中医辨证突破了传统的三消辨证方法，充实了阴阳、脏腑、气血津液辨证内容。其中阴虚为三型之共性，贯穿于糖尿病的始终，是导致糖尿病发生、发展的内在因素，为糖尿病之本；热盛、湿浊、血瘀均为糖尿病之标。针对中西医治疗糖尿病的着眼点不同，在辨病与辨证相结合研究方面提出许多新观点、新学说，丰富了中医糖尿病学的内容。通过多年的临床实践，对燥热较盛、血糖较高的初发病人，首先应用中西医的各种方法（饮食控制、运动、中药、化学合成药或胰岛素）尽快控制血糖；等血糖控制满意后，将治疗重点转为预防和最大限度地延缓各种并发症的发生发展。这种治疗模式在很多地方已经开展并取得了可喜的成绩。

中西医结合极大地丰富了糖尿病的治疗途径，显著地提高了疗效，改变了传统的治疗观念。中西医结合治疗糖尿病充分发挥各自的优势，如西药降糖效果好、起效快，而中药改善症状好、降糖作用持久，两者合用，可提高疗效，缩短疗程。另外，中医的辨证与西医的一系列客观指标相结合，使辨病、辨证相结合的科学性向前跨越了一步，对"施治"的指导也更加确切。

糖尿病发展到一定时期，可出现各种并发症，这些并发症通常是不可逆的、呈进行性的发展，因此重视患者生存质量的改善，已成为临床研究的重要目的之一。近年来，中西医结合防治糖尿病并发症的临床及实验研究发展较快，研究证实糖尿病患者存在血液流变学异常，而中医中药对防治糖尿病高黏血症及微循环障碍具有优势。中药醛糖还原酶抑制剂及蛋白非酶糖化抑制剂防治糖尿病慢性并发症的研究也取得了可喜的成绩。

综上所述，中西医结合防治糖尿病，在临床上证明是可行的。当前，糖尿病研究领域重要的任务是选准突破口，最大限度地应用现代科学技术，进一步开展相应的临床与实验研究，发挥中医药和中西医结合防治糖尿病的优势，造福广大糖尿病患者。

第十节　糖尿病患者不宜晨练

锻炼是糖尿病患者康复的主要方法之一。患者经常运动能够控制病情，减少并发症。但是，糖尿病患者不适宜早晨锻炼。

早晨气温较低，人体内交感神经兴奋性增强，而糖尿病患者多有心脑血管并发症，遇冷空气刺激或劳累很容易突然发病。有心脑血管病等慢性并发症的糖尿病患者更应该注意。

清晨大多数人是空腹锻炼，极易诱发低血糖，甚至引起低血糖昏迷。临床上，我们常遇到早晨空腹锻炼而致昏厥的糖尿病患者。糖尿病患者（尤其并发有心脑血管疾病者）应把清晨到上午9点作为自己的"警戒线"，在此时间内不要急躁、紧张、生气等，也不要参加较大运动量的活动。

一天当中，清晨空气污染最严重，尤其是浓雾之晨的空气。空气污染物中较重的固体物和粒子一般降到地面上，而小于10微米的微粒可以长期在大气中漂浮。白天，阳光照射，地面散热，气流多由下向上，把污物带向空中，近地面大气污染浓度降低。夜间，地面温度下降，污物不仅不能向上扩散，反而趋于回降，雾天污物浓度可达最高点。此时，锻炼者呼吸加深、加快，污物、灰尘、细菌很容易经呼吸道进入人体内。糖尿病患者抗病能力差，极易造成肺、气管感染而加重病情。同时，清晨花草、树丛释放氧气不多，二氧化碳浓度反而较白天高，这是因为夜间绿色植物摄取氧气，释放二氧化碳。

综上，糖尿病患者可将锻炼的时间改为下午或傍晚。

第十一节 糖尿病辨证论治策略

一、对病辨证论治

对病辨证论治,即临床常用的将疾病进行辨证分型。按照不同证型论治,适用于对一般疾病的治疗。

1. 糖尿病并心病辨证论治

阴虚燥热,心神不宁:拟滋明清热,养心安神。用生地黄、玄参、天冬、麦冬、黄连、牡丹皮、当归、丹参、酸枣仁、远志、五味子、柏子仁、天花粉。

气阴两虚,心脉失养:拟益心气,养心阴。用太子参、麦冬、五味子、生地黄、何首乌、黄精、丹参、葛根、天花粉、酸枣仁。

气阴劳损,心脉瘀阻:拟益气养阴,祛瘀通脉。用太子参、黄芪、生地黄、玄参、丹参、桃仁、川芎、枳实、佛手、葛根。

心气阳虚,痰瘀互阻:拟补气助阳,化痰祛瘀。用人参、麦冬、五味子、瓜蒌、薤白、桂枝、陈皮、半夏、当归、丹参、佛手。

心气阳衰,水饮凌心犯肺:拟益气养心,肃肺利水。用人参、黄芪、麦冬、五味子、葶苈子、大枣、猪苓、茯苓、泽泻、泽兰、桑白皮、桂枝、当归、车前子。

2. 糖尿病合并周围神经病变辨证论治

气血亏虚:拟调补气血。用黄芪、桂枝、白芍、当归、秦艽、桑枝、牛膝。

气滞血瘀：拟益气活血通络。用柴胡、枳壳、枳实、白芍、甘草、地黄、川芎、当归、桃仁、红花、丹参、土鳖虫、蜈蚣。

肝肾亏虚：拟补肝益肾，宣痹和络。用龟板、黄柏、知母、熟地黄、当归、白芍、防己、薏苡仁、龟板、黄芩、茯苓、泽泻、秦艽。

二、对病论治

对病论治是较高层次的论治，主要是针对病因或病机治疗，适用于对病因明确的疾病或起关键作用的病机的治疗，其治疗目标单一。

以消渴病为例，消渴病以血糖高为基本特征，则降低血糖成为治疗的主要目标。血糖高的机理有若干种，病人存在个体差异，需要有针对性地论治。如胰岛 β 细胞功能降低、胰岛素受体减少或敏感度下降或有胰岛素抗体存在等，病因病机不同，则治疗原则不同。

当一个症状出现时，用一种快速、便捷的方法治疗，使症状得到缓解或消除就需要对症论治。如用云南白药止血，用参附注射液升高血压，用生脉注射液稳定血压，用双黄连注射液清热，用柴胡注射液退热等，就是典型的对症论治。临床上，治口干，可用葛根、天花粉、石斛、麦冬、黄连、玄参、生石膏；多食易饥，可用生大黄、生地黄、黄连、玉竹；大便干结，可用生大黄、元明粉、枳实；血压高，可用钩藤、川牛膝、生石决明；血脂高，可用泽泻、茵陈、山楂；咽部红肿、热痛，可加山豆根、板蓝根、锦灯笼、牛蒡子、生甘草；腰背酸痛，可用狗脊、木瓜、续断、牛膝；四肢麻痛，可用全蝎、地龙、秦艽；水肿，可用猪苓、茯苓、泽泻、泽兰、石韦、大腹皮、桑白皮等；眼底出血，可加三七粉、青葙子、谷精草、昆布；尿失禁、遗尿，可用覆盆子、益智仁、诃子、白果、金樱子、芡实等。

三、对症辨证论治

对症辨证论治是临床最常用的治疗大法，是对不易解除的复杂症或尚无有效对症治疗办法的病症所采用的治疗方法。

1. 糖尿病患者咳嗽

风热犯肺：拟疏风清热，宣肺化痰。用银花、连翘、芦根、竹叶、黄芩等。

热毒壅肺：拟清肺止嗽，化痰平喘。用桑白皮、黄芩、黄连、苏子、瓜蒌、贝母、炒杏仁、双花、鱼腥草、地骨皮、知母、芦根、桔梗、连翘、黄芩等。

热伤肺阴：拟养阴清肺，化痰止咳。用沙参、麦冬、玉竹、天花粉、生地黄、地骨皮、三七粉、百合、川贝、炒杏仁、侧柏。

气阴两伤：拟益气养阴，润肺止咳。用太子参、炙黄芪、熟地黄、五味子、紫菀、桑白皮、沙参、麦冬、川贝、地骨皮、木蝴蝶、马兜铃、阿胶。

2. 糖尿病患者腹泻

湿热中阻：拟清热利湿。用葛根、黄芩、黄连、甘草、藿香、佩兰、薏苡仁、茵陈。

肝胆不和：拟疏肝健胆止泻。用炒白术、白芍、陈皮、防风。

脾虚湿盛：拟健脾益气，利湿止泻。用人参、炒白术、炒山药、茯苓、桔梗、砂仁、炒白扁豆、炒薏苡仁、莲子肉、陈皮。

脾肾阳虚：拟温补脾肾，收涩止泻。用党参、炮姜、炒白术、炙甘草、补骨脂、肉豆蔻、吴茱萸、五味子。

3. 糖尿病患者便秘

胃肠实热：拟清热润肠。用麻仁、白芍、枳实、大黄、厚朴、白蜜、甘草。

肺脾气虚：拟补气健脾，润肠通便。用黄芪、陈皮、麻仁、白蜜。

血虚阴亏：拟养血滋阴，润燥通便。用当归、生地黄、麻仁、桃仁、枳壳、瓜蒌仁。

四、对症辨病与辨证相结合论治

症状指疾病的主客观表现，有心理和生理两方面因素，常是疾病诊断的线索或主要依据，也是确定证型和证候的依据。疾病具有特定的病因、病机、病理、症状、证型和（或）证候，有其自身的发生、发展、转化和预后规律。证型和证候是疾病的发展过程中在不同阶段和层次上所表现的综合性特征。一种症状或一种证可以出现在若干种疾病中，而各种疾病的预后相差甚大。在治疗时，对症辨病为首要，辨证是为了用好处方，而其后不少复杂的症需要辨病与辨证相结合论治。

以血尿为例，从疾病来分，有糖尿病合并泌尿系感染，糖尿病合并泌尿系结核，糖尿病合并泌尿系肿瘤，糖尿病合并肾囊肿，糖尿病合并紫癜，糖尿病合并狼疮，糖尿病合并肾炎，等等。不同疾病引起的血尿治疗各不相同，因此对症辨病非常重要。同时，从中医辨证来讲，每个疾病各有自己不同的证型或证候，在没有成熟的对症治疗处方前，必须按中医理法处方的诊治原则，依证立法，依法处方，依方选药。如糖尿病合并泌尿系感染常见证候有：湿热伤络，拟清利湿热，用小蓟饮子加减；肾虚火旺灼络，拟滋阴降火，用知柏地黄丸加减；气郁化热伤络，拟疏郁清热，用四逆散加味；湿热下注伤络，拟化湿清热，用四妙散加味。同时，不论哪一种证候均可加入金钱草、生地黄榆、连翘、泽兰等。在治疗泌尿系感染的同时，要常规治疗糖尿病，将血糖控制在理想水平。

第十二节　老年人糖尿病（消渴病）临床分期防治

老年人糖尿病系慢性进行性加重的终生性疾病。据西医专家对老年人糖尿病特点的认识，中医专家对消渴病的论述，结合笔者临床诊治大量病人的回顾研究，认为中医对该组病人应在重视一般诊疗的同时，还需要分为五期、十六证候、十种重危病症进行深入研究，并根据病人各自的活动和工作状况，将之分为十个等级，以判断病人的生存质量。此方法看来较复杂，但由于既有系统又有规律，便于提高临床诊断和防治的准确性，临床上易学好用，特介绍如下，以供参考。

一、分期

1. 目的

观察疾病在发展过程中所经历的不同阶段，以及在不同阶段中停留的时间、主要变化及出现征候的特点，探索其发生、发展和转化规律，以便研究相应的防治措施。

2. 方法

根据临床主要特点，参考主要生化指标，将本病分为五个阶段（简称五期），下面介绍Ⅰ、Ⅱ、Ⅲ期。

Ⅰ期：阴虚期

也称健壮期。

特点：舌红苔黄，体壮耐力减，两高加一无。

舌红苔黄，是阴虚的主症。

体壮耐力减，指形体健壮或（和）肥胖，饮食旺盛，面色红润，精力充沛，但耐力减退。

两高加一无，指血糖、血脂偏高，常无尿糖，应激状态时尿糖可出现。

Ⅱ期：化热期

也称症状期。

特点：出现恶热喜凉，三多两少加三高。

恶热喜凉，是诊断化热的主症。

三多，指尿多，饮多，食多。

两少，指体力减少，体重减少。

三高，指血糖或糖化血红蛋白、尿糖、血脂（胆固醇、甘油三酯、β 脂蛋白一项增高即算）均高。

Ⅲ期：燥热阴伤、经脉不活期

又称并发症早期。

特点：口舌干燥，腰腿酸痛，神疲乏力，舌质暗红，血糖不稳定，并发症出现。

口舌干燥，是诊断燥热的主症。

腰腿酸痛，神疲乏力，舌质暗红，为肾气阴伤、经脉不活征象。血糖不稳定。

并发症出现（指功能代偿），如周围神经炎；较明显的自主神经功能紊乱；感染易发不易愈；微小血管病变（肾病变、眼底病变、冠心病等）或脉管炎；代谢紊乱病变（酮症酸中毒、较轻的乳酸中毒、脂肪肝形成等）。

二、药物治疗

在合理饮食的基础上，效果不佳的轻病人或较重的病人，还需认真选用好以下药物：第一类药，消渴丸（内含优降糖）、达美康对胰岛功能尚好的老年糖尿病人常有卓效，但是对控制餐后血糖的升高不够理想，故不能避免并发症的发生。若配合中药治疗常有良好效果。用优降糖易发生低血糖，特别是肾功能衰竭的病人更易发生，应予注意。另外，该类药物久用后效果较差。若血糖不能控制时可改用第二类降糖药如苯乙双胍等。Ⅳ、Ⅴ期病人口服降糖药无效时，应改为注射胰岛素。以上降糖药物有一定的副作用，近年来出现不少中成药治疗糖尿病，病人应在医生指导下用药，以防止毒副作用产生。

三、其他疗法

1. 运动疗法

有活动能力的患者，应该根据自己的实际情况，选择既适合病情又是自己喜欢的运动，坚持锻炼。Ⅰ、Ⅱ期患者运动量应足量，不仅能增强体质，而且有助于肥胖者减肥，还有降糖、降血脂、改善微循环的作用。Ⅲ、Ⅳ期患者的运动量不宜过大，应量力而行，绝不能勉强。

2. 气功疗法

中国传统气功练法甚多，且功法各异，若有条件病到Ⅱ期可开始练气功。比较适合的功法是"内养功"。该功法易学、易练、无副作用。坚持锻炼可望提高中枢神经系统的自控和调节能力。通过调整呼吸，可改善内外呼吸的交换能力，调整自主神经功能，增强周围神经功能，改善微循环，提高免疫功能等。

3. 按摩疗法

根据患者的实际情况，医生用轻缓柔和的推拿按摩等手法可以疏活经络，调和气血。在治疗中首先疏通任脉、督脉、阴跷、阳跷，在此基础上酌情选择疏活十二经脉，然后重点放在肺及肝、胆、脾、胃的络脉，对消除疲劳、缓解疼痛及降糖、降脂等都有独特作用。现在有人在脚、手、耳、鼻等部位做特异性按摩，也取得了良好的效果，机理尚在探索之中。

4. 针灸治疗

针刺绝骨穴缓解糖尿患者下肢沉重，针刺八髎穴对调整结肠和阴部的功能紊乱有特殊效果。针灸治疗糖尿病及其并发症正在研究之中，未来可能会起到良好的作用。

针灸时应防止感染可能。

四、辨证论治

中医辨证治疗糖尿病，不仅能解除单用降糖药物所不能解决的许多问题，也可使患者的病情逐步稳定或解除痛苦后，使血糖降到正常。从古至今对糖尿病（消渴病）的论述甚多，近年来的研究亦发展较快，但是尚无统一的认识，大家都在不断地探索。根据患者比较复杂的实际情况进行全面细致的分析，又综合了中医的病因、六经、八纲、脏腑、气血津液等辨证方法，分为五期辨证论治。

Ⅰ期：阴虚期

有舌红苔黄等阴虚表现，辨为两种证候。

1. 阴虚肝旺

主症：口干多饮，尿多且黄，大便秘结，急躁易怒，舌红苔黄，脉弦。

治法：养阴柔肝。

处方：养明柔肝汤

生地黄 20g	玄参 20g	麦冬 10g	白芍 15g
生何首乌 15g	葛根 10g	天花粉 20g	生甘草 6g

每日 1 剂，水煎，分早晚服。

2. 阴虚阳亢

主症：急躁易怒，口干，多饮，尿多且黄，大便干燥，头晕目眩，寐少，舌红苔黄，脉弦，血压偏高。

治法：滋阴潜阳。

处方：滋阴潜阳汤

生大黄 30g	生地黄 30g	玄参 30g	生何首乌 20g
麦冬 15g	葛根 10g	天花粉 20g	生石决明 30g（先下）
珍珠母 30g	黄连 3g		

每日 1 剂，水煎，分 2 次服。

Ⅱ期：化热伤气期

有恶热喜冷、疲乏无力等化热伤气证，辨为以下四种证候。

1. 脾胃结热

主症：尿黄、尿多，口渴、多饮，恶热喜冷，消谷善饥，大便干结，脉数。

治法：清泻二阳，兼顾气阴。

处方：清泻脾胃阳汤

生石膏 30g（先煎）	枳实 10g	葛根 10g	天花粉 20g
寒水石 30g（先煎）	玉竹 30g	玄参 20g	生地黄 30g

白芍 20g　　　　　生甘草 6g　　生大黄 10g（包，后下）

每日1剂，水煎，分早晚服。

2. 肺热化毒

主症：口干舌燥，多饮多尿，咳嗽痰黏，面颊潮红，大便干燥，肢体酸痛，疲乏无力，脉象细数。

治法：清肺解毒。

处方：清肺解毒汤

沙参 20g　　　麦冬 15g　　　黄芩 10g　　　银花 20g
连翘 20g　　　桑白皮 10g　　玄参 30g　　　生首乌藤 15g
葛根 10g　　　天花粉 30g　　羌活 15g　　　秦艽 15g

每日1剂，水煎，分早晚服。

3. 肝郁化热

主症：恶热，喜冷，疲乏无力，胸胁苦满，口苦咽干，头晕目眩，便秘尿黄，舌红苔黄，脉弦而数。

治法：舒郁清热。

处方：解郁清热汤

柴胡 10g　　　赤芍 30g　　　白芍 30g　　　枳壳 10g
枳实 10g　　　葛根 10g　　　天花粉 30g　　玄参 20g
厚朴 6g　　　 大黄 8g（后下，大便通后去掉）

每日1剂，水煎，分早晚服。

4. 脾虚湿热

多因饮食旺盛，未能控制，脾胃受伤，湿滞化热。

主症：胸脘腹胀，纳后饱胀，渴不多饮，肌肉酸胀，四肢沉重,舌胖嫩红,苔黄厚腻,脉滑弦数。

治法:健脾化湿,清热利水。

处方:四妙散加味

苍术 10g	黄柏 10g	牛膝 10g	薏苡仁 20g
猪苓 20g	茯苓 15g	厚朴 10g	茵陈 30g
陈皮 10g	葛根 10g	天花粉 20g	

每日1剂,水煎,分早晚服。

Ⅲ期:燥热化生,肾气阴伤,血脉不活期

有口干燥、腰腿酸痛等症。

1. 燥热不除,肾气阴伤

系燥热不除、耗气伤阴、继损肾元而成。

主症:口舌干燥,多饮多尿,多食易饥,腰腿酸痛,神疲乏力,急躁易怒,舌瘦暗红,苔少薄黄,脉象细数。

治法:滋肾益气,养阴润燥。

处方:滋肾止消饮(验方)

黄精 20g	生地黄 20g	玄参 20g	生何首乌 15g
知母 10g	葛根 10g	天花粉 20g	丹参 20g
枳实 10g	牛膝 10g		

每日1剂,水煎,分早晚服。

2. 燥热阴伤,经脉失养

燥热阴亏,经脉不断受到熏灼并得不到濡养而成。

主症:单或双侧肢体酸疼,四肢抽痛,小腿转筋,加燥热阴

伤症。

治法：补肾益气，活血通脉。

处方：补肾通脉饮（验方）

黄精 20g	生地黄 20g	玄参 20g	首乌 30g
葛根 10g	丹参 30g	赤芍 30g	枳实 10g
续断 10g	木瓜 30g	牛膝 15g	秦艽 15g

每日1剂，水煎，分早晚服。

3. 燥热阴伤，损及脾肺

系脾肺已虚，湿留伤风而成。

主症：口舌干燥，易于感冒，咳嗽痰少，渴不多饮，饭后腹胀，大便不畅，腰腿酸痛，四肢沉重，舌胖暗红，苔粗黄糙，脉浮滑数。

治法：补气健脾，清热润肺。

处方：玉屏清热饮（验方）

生黄芪 20g	白芍 20g	防风 6g	黄芩 10g
茯苓 15g	玄参 20g	沙参 15g	麦冬 10g
葛根 10g	天花粉 20g	桃仁 10g	杏仁 10g
蝉衣 10g			

每日1剂，水煎，分早晚服。

4. 燥热阴伤，损及心脾

主症：口舌干燥，胸闷心悸，头晕失眠，腰背酸痛，四肢沉重，舌胖暗红，舌苔粗黄，脉细滑数。

治法：滋肾益气，兼顾心脾。

处方：滋肾养心汤（验方）

黄精 20g　　　太子参 20g　　生地黄 20g　　桑白皮 20g

五味子 10g（打）　泽兰 15g　　　丹参 30g　　　车前子 20g（包）

佛手 10g

每日 1 剂，水煎，分早晚服。

5. 燥热阴伤，中焦阻滞

燥热不除，阴伤未复，情志不舒而致。

主症：口舌干燥，脘腹胀满，腰痛，四肢酸痛，急躁易怒，二便不畅，舌质暗红，舌苔薄黄，脉沉弦数。

治法：调中益气，导滞清热。

处方：四七调中饮（验方）

枳壳 10g　　　桔梗 6g　　　苏梗 10g　　　厚朴 6g

陈皮 10g　　　法半夏 10g　　茯苓 20g　　　郁金 10g

金铃子 10g　　延胡索 10g　　生大黄 8g（包，后下）

每日 1 剂，水煎，分早晚服。

6. 燥热阴伤，肝郁血瘀

多素体肥胖，脂膏内积，燥热不除，阴伤未复，肝郁不解，血瘀而成。

主症：口干咽燥，胁腹胀满，形体肥胖，腰背酸胀，唇舌暗红，脉象弦滑。B 超示脂肪肝。

治法：补肾益气，疏肝化痰。

处方：桃红化瘀饮（验方）

黄精 30g　　　柴胡 10g　　　赤芍 20g　　　　　白芍 20g

枳壳 20g　　枳实 20g　　丹参 30g　　　桃仁 20g

当归 10g　　茵陈 20g　　五味子 10g（打）　永红花子10g

每日1剂，水煎，分早晚服。

Ⅳ期：阴阳气虚、痰瘀互结期

有不耐寒热，神疲乏力，功能失用症。病至Ⅳ期，病情更加复杂多变。除十种专科病症列入Ⅴ期讨论，这里主要介绍四种证候。

1. 阴阳气虚，经脉瘀阻

病到此期，阴损及阳，肾阴阳气俱虚，气行血行减弱，经脉得不到充分的温煦和濡养而成经脉瘀阻。

主症：不耐寒热，神疲乏力，单或双侧上下肢麻木冷痛，手足心发热，影响活动，口舌干燥，不能多饮，大便秘结，舌胖暗红有裂，脉沉细无力。

治法：调补阴阳，通活血脉。

处方：通调活血汤

生黄芪 15g　　当归 10g　　狗脊 10g　　续断 10g

牛膝 10g　　　木瓜 15g　　秦艽 10g　　生地黄 10g

赤芍 15g　　　威灵仙 10g　皂角刺 6g　　蜈蚣 1 条

葛根 10g　　　天花粉 20g　陈皮 10g

每日1剂，水煎，分早晚服。

2. 阴阳气伤，宗筋失养

病到此期，全身筋脉失养，宗筋也得不到濡养。

主症：不耐寒热，神疲乏力，腰背酸疼，阴部湿冷，阳痿失用。下肢沉重，畏寒肢冷，口干舌燥，不欲饮食，头晕失眠，记忆力减，舌胖暗红，脉细无力。

治法：补气养肾，助阳强筋。

处方：补宗方（验方）

西洋参 10g　鹿角胶 10g　龟板胶 10g

海龙 1 对，海马 1 对，砂仁 3g，沉香粉 3g，为一料，共研细末，装胶囊，口服，每次 2 粒，每日 3 次。另方为引：生黄芪 10g，当归 6g，狗脊 10g，续断 10g，牛膝 10g，淫羊藿 15g，蛇床子 15g，刺猬皮 6g，陈皮 6g。

每日 1 剂，水煎，分 3 次送服胶囊。

注意：若病在Ⅰ、Ⅱ期，证为脾虚湿热，出现早泄阳痿者，先拟化湿、健脾，方以四妙散加味：苍术 10g，黄柏 10g，牛膝 10g，薏苡仁 20g，狗脊 10g，刺猬皮 10g，陈皮 10g。每日 1 剂，水煎，分早晚服。或湿热清除后，也可服胶囊方，但不宜多补。

3. 阴阳气伤，筋肌失养

肾元阴阳气伤，经脉瘀阻，肝脾筋肌失养。

主症：不耐寒热，神疲无力。

治法：调补肾元，滋养肝脾。

处方：生肌长肉饮（验方）

生黄芪 30g　当归 10g　太子参 15g　白术 10g

猪苓 10g　丹参 20g　川芎 20g　枸杞子 10g

麦冬 10g　木瓜 20g　陈皮 10g　淫羊藿 20g

每日1剂,水煎,分早晚服。

4. 阴阳气伤,胃肠失养

肝脾失调,胃肠失养。

主症:不耐寒热,神疲乏力,少气懒言,口舌干燥,饮食不香,大便无常,干时5～10日一行,泻时一日10余行,而且多发生在夜间,欲便即来,自己无法控制,舌胖暗红,脉沉无力。

治法:大便干时拟调补润下,大便稀时拟调补止泻。

(1) 调补润下方

黄精20g	当归10g	玄参15g	首乌10g
白芍10g	生甘草6g	枳实6g	丹参20g
肉苁蓉20g	陈皮10g	五味子10g(打)	

每日1剂,水煎,分早晚服。

(2) 调补止泻方

党参10g	猪苓20g	茯苓15g	炒山药10g
葛根10g	黄连3g	木香6g	陈皮10g
米壳10g(包)	车前子10g(包)		

每日1剂,水煎,分早晚服。泻减则先去米壳。

V期:并发症危重期

用基础治疗加专科方法抢救:合并严重感染,酮症酸中毒昏迷,乳酸性酸中毒昏迷,高渗性昏迷,眼底出血失明,骨坏死股骨颈骨折,脉管炎坏疽,心梗并心衰、心律失常,肾病肾衰,脑血管病。

五、疗效评定标准

V期病人另定。

1. 临床痊愈

①空腹血糖正常。②空腹血脂正常。③24小时尿糖转阴。④临床症状消失，并发症痊愈。⑤体重接近标准体重量（体重的轻重与标准体重之差＞20%）。⑥生存质量达到2级以上。⑦自己学会基础治疗。

2. 显效

①空腹血糖正常。②空腹血脂下降。③临床症状显著改善/并发症缓解。④体重向标准体重方向发展，变化量＞2kg。⑤生存质量提高到相应期的上限。⑥自己或家属学会基础治疗。

3. 有效

①空腹血糖有下降。②其他与治疗前相同或有改善。③自己或家属初步学会治疗。

4. 无效

①全无变化。②血糖/血脂下降，而生存质量下降一级以上；或临床症状加重；或体重向标准体重相反方向发展，变化量＞2kg；未学会基础治疗。

第十三节　具有降血糖作用的中药

人参：药理研究表明人参对正常狗和四氧嘧啶性糖尿病犬均有降低血糖作用，对四氧嘧啶性糖尿病鼠有明显的降血糖作用。人参总皂苷能明显抑制四氧嘧啶性糖尿病鼠的高血糖且停药后其效尚能维持 1～2 周。临床研究表明，人参治疗糖尿病不仅可改善一般症状如乏力、口渴、虚弱等，且能降低血糖及尿糖。适用于轻、中型糖尿病患者，中医辨证肾虚、气阴虚者疗效更好，阴虚燥热者不宜服用。

黄芪：药理研究具有加强心肌收缩力、舒张冠状血管、降低血压、保护肝细胞、降低血糖作用。临床常用黄芪配合滋阴药如生地黄、玄参、麦冬等治疗糖尿病。

生地黄、熟地黄：药理研究具有降低血糖作用，并能抑制实验性高血糖。地黄的降糖成分为地黄素。

玄参：具有降压、降低血糖作用，动物实验表明玄参流浸膏可使正常家兔的血糖下降。

黄精：其成分为黏液质、淀粉及糖等，具有抗脂肪肝、降低血糖及降压作用，并能降脂具有防止动脉粥样硬化的作用。

枸杞子：具有降低血糖、降压及抗脂肪肝作用。

地骨皮：药理研究具有明显的降压及降低血糖作用。给家兔灌服地骨皮煎剂，先使血糖短时间升高，然后持久降低，4～8 小时后尚未恢复。

葛根：葛根中提取的黄酮能增加脑及冠状血管流量，血管阻力降低，具有降压作用。葛根素可使四氧嘧啶性糖尿病鼠血糖明显下降，降糖作用持久。

黄连：据临床报道，小檗碱治疗糖尿病可使血糖明显降低。黄连水煎剂可降低正常小鼠及四氧嘧啶性糖尿病鼠的血糖。实验表明小檗碱的降糖机制并不影响胰岛素的分泌与释放，也不影响肝细胞胰岛素受体的数目和亲和力，而是通过抑制糖原异生及促进糖酵解而产生降糖作用。

桑白皮、桑椹、天花粉、五倍子：研究表明四药降血糖作用明显，其中桑白皮降糖作用更为明显。

苦瓜：研究表明苦瓜素提取物具有显著的降低血糖作用，放射免疫法测定苦瓜提取物与胰岛素受体、胰岛素抗体均有明显的结合反应，表明它与胰岛素有共同的抗原性和生物活性。苦瓜素提取物有类似胰岛素的作用。

番石榴：研究表明番石榴叶有效成分为黄酮贰，有促进胰岛素与靶细胞膜上专一受体的结合作用，能调整糖、脂代谢，有降糖作用，并有一定的降压、降脂作用。

益气药：人参、党参、黄芪、太子参、甘草、白术、山药、扁豆、黄精等。

滋阴药：生地黄、玄参、麦冬、熟地黄、玉竹、天门冬、五味子、山茱萸、枸杞子、石斛、女贞子、沙参、桑椹等。

清热药：生石膏、知母、寒水石、花粉、栀子、芦根、西瓜皮、地骨皮、黄连、黄芩、大黄、银花、连翘、青葙子、谷精草、牡丹皮、葛根。

补阳药：鹿茸、仙茅、肉苁蓉、淫羊藿、肉桂、附子、狗脊、巴戟天、补骨脂、益智仁、菟丝子、韭菜子等。

健脾化湿药：白术、苍术、茯苓、猪苓、泽泻、藿香、佩兰、薏苡仁、车前子、玉米须、扁蓄、瞿麦、石韦、茵陈等。

理气活血药：柴胡、枳壳（实）、木香、乌药、川楝子、檀香、香橼皮、荔枝核、厚朴、当归、丹参、赤芍、川芎、益母草、桃仁、红花、泽兰、鸡血藤、刘寄奴、鬼箭羽、虎杖、茜草、延胡索、五灵脂、三棱、莪术等。

止血药：大蓟、小蓟、三七粉、侧柏叶、生地榆、槐花、藕节、蒲黄、仙鹤草等。

其他：知母、苍耳子提取物、长春花生物碱、零陵香、仙人掌、海南蒲桃、宁夏枸杞（根）、虎杖、篱天剑、紫杉（叶）、龙芽、楤木（皮）、玉竹、苍术、六味地黄丸、八味地黄丸、白虎加人参汤、玉泉丸、玉液汤等经临床及动物实验研究表明都有较好的降低血糖作用。其他如瓜蒌、半夏、竹茹、葶苈子等。

第十四节　糖尿病中医治法综述

古人对糖尿病的症状和病因认识很早，根据症状命名为"消渴"，并一直采用上、中、下三消分治法。总原则一般都是养阴清热，从肺、胃、肾三脏论治。近年的研究加深了对三消分治的认识，并提出了一些更为切实有效的治疗方法。

1. 养阴清热法

养阴清热法为中医治疗糖尿病大法。《临证指南医案·三消》指出："三消一证，虽有上、中、下之分，其实不越阴亏阳亢，津涸热淫而已。"可知本证病机在于阴虚热淫。故治疗多选用山药、知母、地骨皮、山茱萸等随症加减。

2. 补气扶正法

补气扶正法为治疗糖尿病之总纲。正如《灵枢·五变》曰："五脏皆柔弱者，善病消瘅。"本病多属于本虚标实，故扶正的重点要放在补气上。益气扶正的目的在于使气旺血冲，血冲则精足，精足则津复，消渴自除。处方中常加入黄芪、山药、人参、白术等。

3. 燥湿祛痰法

从阴虚内热的角度看，对消渴病人应忌用温燥化湿之品，而《素问·奇病论》记载"消渴，治之以兰，除陈气也。"兰即佩兰，乃芳香化湿之品，其意在推陈出新。治疗时，对于素体多湿，或时当长夏湿冷，或渴而饮水过多，或投滋腻太过等，均可导致湿热证候。在治疗过程中，适当配以藿香、佩兰、砂仁等燥湿行气通阳之品，可助脾运生津，理气血化瘀。

4. 补肾固精法

张仲景在《金匮要略》中云："男子消渴，小便反多，以饮一斗，小便一斗，肾气丸主之。""以肾为本"包括肾阴不足阴虚火旺和肾阳虚衰火不归源两个方面。临床多用滋肾润燥，壮水以制阳光，此固为消渴治肾的常法大法，然而阴阳互根，阴病及阳，温补肾命，阴中求阳，尤当予以重视。

5. 疏肝理气法

祖国医学早在 2000 年前《灵枢·五变》中就有论述："怒则气上逆，胸中蓄积，血气逆流，髋皮充肌，血脉不行，转而为热，热则消肌肤，故为消瘅。"肝主疏泄，司气机之通畅，推动血液和津液的正常运行，并调节脏腑的升降，以协助完成对水谷精微的消化吸收和糟粕的排出。

6. 健脾益气法

脾主运化，脾消化吸收水谷精微的功能可相当于胰腺外分泌部的部分功能，糖尿病患者胰岛 β 细胞分泌功能低下，胰岛素绝对或相对不足，即脾为胃行其津液的物质基础不足，故产生脾虚，脾失健运。养脾则津液自生。

7. 活血化瘀法

瘀血贯穿在糖尿病的整个过程中，主张以活血化瘀法为主治疗糖尿病。即使瘀血症状不明显，也应防患于未然，"疏其气血，令其条达"。从许多临床疗效看，目前，活血化瘀用于治疗糖尿病可以直接或间接起到纠正糖、脂肪和蛋白质代谢紊乱的作用，为糖尿病的治疗开辟了新途径。

8. 泻下润燥法

阴津亏损、燥热内生是消渴病发生的基本病理。刘河间在《素问病机气宜保命集·消渴论》中指出："治消中，热在胃而能食，小便赤黄，微利之为效。"由此论述可知下法在治消渴中的重要地位，并指出用下法，主证为胃热能食，不必定有便闭见证。

9. 以酸胜甘法

《素问·脏气法时论》云："肝欲散，急食辛以散之，用辛补之，酸泻之。"肝属木，脾属土，酸属肝木，甘属脾土，甘过剩可伤脾土，而酸可胜甘，所以临床上在辨证的基础上适当加用一些酸性药物如山茱萸、五味子等也每收良效。

10. 温热法

温热法治消渴首创于张仲景。《证治汇补·消渴》记载："久病宜滋肾养脾，盖五脏之津液，皆本乎肾，故肾缓则气上升而肺润，肾冷则气不升而肺枯，故肾气丸为消渴良方也。"金匮肾气丸以六味地黄丸滋阴补肾，用附子、肉桂温阳暖肾，意在微微生火，以鼓肾气，取"少火生气"之义。方中补阳药、补阴药并用。

第十五节　29种民间中医验方

【方一】生石膏30g，黄芩10g，地骨皮、生知母各15g，天门冬、麦门冬、天花粉、粳米各20g，生甘草8g。

用法：水煎服，每日1剂。

主治：糖尿病燥热伤肺证。

【方二】生地黄、山药各20g，五味子、麦门冬、葛根各10g，蛤粉、海浮石各12g，花粉15g，鸡内金5g。

用法：水煎服。

主治：糖尿病肾阴虚阳亢证。

【方三】赤小豆 30g，怀山药 40g，猪胰 1 条。

用法：水煎服，每日 1 剂，以血糖降低为度。

主治：糖尿病。

【方四】西瓜子 50g，粳米 30g。

用法：先将西瓜子和水捣烂，水煎去渣取汁，后入粳米做粥。任意食用。

主治：糖尿病肺热津伤证。

【方五】西瓜皮、冬瓜皮各 15g，天花粉 12g。

用法：水煎服，每日 2 次，每次半杯。

主治：糖尿病口渴、尿浊症。

【方六】生白茅根 60～90g。

用法：水煎，代茶饮，每日 1 剂，连服 10 日。

主治：糖尿病。

【方七】山药、天花粉等量。

用法：水煎，每日 30g。

主治：糖尿病。

【方八】桑螵蛸 60g。

用法：研粉末，用开水冲服，每次 6g，每日 3 次。

主治：糖尿病尿多、口渴。

【方九】葛根粉、天花粉各 30g，猪胰 1 条。

用法：先将猪胰切片、煎水，调葛根粉、天花粉吞服，每日 1 剂，3 次分服。

主治：糖尿病多饮、多食。

【方十】知母、麦冬、党参各10g，生石膏30g（先煎），玄参12g，生地黄18g。

用法：水煎服。

主治：糖尿病热伤胃津证。

【方十一】生地黄、枸杞子各12g，天冬、金樱子、桑螵蛸、沙苑子各10g，山茱萸、芡实各15g，山药30g。

用法：水煎服。

主治：糖尿病肾阴亏虚证。

【方十二】红薯叶30g。

用法：水煎服。

主治：糖尿病。

【方十三】木香10g，当归、川芎各15g，葛根、丹参、黄芪、益母草、山药各30g，赤芍、苍术各12g。

用法：水煎服。

主治：糖尿病血瘀证。

【方十四】生黄芪、黄精、太子参、生地黄各9g，天花粉6g。

用法：共研为末。每日3次，每次14g，水冲服。

主治：糖尿病气阴两虚证。

【方十五】黄精、丹参、生地黄、玄参、麦冬、葛根、天花粉各适量。

用法：水煎服，每日1剂。

主治：糖尿病肾病肝肾气阴两虚夹瘀证。

【方十六】蚕茧50g。

用法：去掉蚕蛹，煎水，代茶饮，每日1剂。

主治：糖尿病口渴多饮，尿糖持续不降。

【方十七】猪胰1条。

用法：低温干燥为末，炼蜜为丸。每次温开水送服15g，经常服用。

主治：糖尿病。

【方十八】天冬、麦冬、熟地黄、赤芍各15g，黄芩、大黄（后下）各10g，黄连6g，牡丹皮12g，玄参30g，玉米须60g。

用法：水煎服。

主治：糖尿病胃热炽盛证。

【方十九】山药25g，黄连10g。

用法：水煎服。

主治：糖尿病口渴、尿多、善饥。

【方二十】熟地黄、黄芪各15g，山茱萸、补骨脂、五味子各10g，玄参、山药、丹参各12g，苍术6g，肉桂3g。

用法：水煎服。

主治：糖尿病阴阳两虚证。

【方二十一】白术40～100g，枳壳15～20g，清半夏、三棱、莪术、葛根各20～30g，沉香15g。

用法：水煎服。兼气虚者加党参、生黄芪；肝郁者加郁金、茵陈；早衰者加女贞子、枸杞子、山茱萸。

主治：糖尿病。

【方二十二】新鲜猪胰1条，薏苡仁50g或黄芪100g。

用法：猪胰用清水冲洗干净，切数片，与薏苡仁一块放入碗内,加水淹没。用铁锅隔水炖熟,加入适量食盐和调。

主治:糖尿病。

【方二十三】鲜芹菜、青萝卜各500g,冬瓜1000g,绿豆120g,梨2个。

用法:先将芹菜和冬瓜略加水煮,用白纱布包住取汁,同绿豆、梨、青萝卜共煮熟服。

主治:糖尿病。

【方二十四】蛇床子、莲子须、山茱萸、白鲜皮各10g,益智仁、桑椹、炙黄芪、山药、银花藤各30g,白茯苓15g,五倍子、鸡内金(研末,冲服)各6g,三七粉3g(冲服)。

用法:水煎服。

主治:糖尿病肾阴亏虚证。

【方二十五】党参15g,丹参30g,玄参、沙参各10g,玉竹12g,乌梅30个。

用法:水煎服。渴甚者加天花粉,大便稀溏加焦山楂。

主治:糖尿病。

【方二十六】苍术、玄参、生黄芪各30g,山药、熟地黄、生地黄、党参、麦冬、五味子、五倍子、生龙骨、茯苓各10g。

用法:水煎服。

主治:糖尿病气阴两伤挟血瘀证。

【方二十七】干马齿苋100g。

用法:水煎服。每日1剂,一般服用1~2周尿糖即可转阴。

主治:糖尿病。

【方二十八】泥鳅 10 条，干荷叶 3 张。

用法：将泥鳅阴干研末，与荷叶末混匀。每次服 10g，每日 3 次。

主治：糖尿病。

【方二十九】苦瓜 250g，蚌肉 100g。

用法：将活蚌用清水养 2 天，去净泥味后取出其肉，共煮汤，经油盐调味，熟后吃苦瓜与蚌肉。

主治：糖尿病。

第十六节　41 个民间偏方治糖尿病

糖尿病的发生除遗传因素，精神损伤、五志过激是其主要诱因。此外，与饮食所伤、体育运动缺乏、性欲不节、肾虚精耗等有一定关系，且病程长，病势缠绵，严重损害患者的身体健康。下面列出 41 个常用的秘方、偏方。

【方一】猪胰 1 条，荷叶 45～80g。荷叶洗净，用清水浸泡约 20 分钟，放入水中煲汤，煮开 10 分钟后加入猪胰同煲。熟透后调味进服，亦可佐餐。

本方为糖尿病人的辅助治疗食品。

【方二】糯稻秆 10g，切碎炒煲，沸水泡，代茶饮。

本方适用于糖尿病口渴。

【方三】菠菜梗 100g，玉米须 80g。水煎，去渣，取汁，代茶常服。

【方四】木耳、扁豆各60g，研成细粉，每服9g，每日2～3次。

【方五】猪胰1条，菠菜60g，鸡蛋3个。将生猪胰切片、煮熟，打入鸡蛋，加菠菜再煮1沸。连汤食之，每日1次。

【方六】山药60g，猪胰1条。二味洗净切片，共炖熟，加食盐调味。每日1剂，饮汤食猪胰、山药。

【方七】猪脊骨500g，土茯苓50～100g。猪骨打碎，加水煎汤约2小时，去骨及浮油，剩下3大碗，入土茯苓，再煎至2碗，去渣。每日1剂，分2次服。

【方八】怀山药30g，黄连6g，天花粉15g。水煎，取汤温服，每日1剂。

本方尤其适用于糖尿病以食多、饮多、尿多为主症者。

【方九】白果种仁8～12粒，薏苡仁60g。加水适量煮透，放冰糖或白砂糖调味进服。

本方不仅对糖尿病有效，亦可抗肿瘤。

【方十】芡实100～120g，老鸭1只。鸭子去毛、肠脏，洗净，把芡实放入鸭腹，置瓦锅内，加清水适量，文火煮2小时左右。加食盐少许，调味服食。

【方十一】土炒黄芪、浮小麦各15g，土炒党参12g，灶心土30g。水煎灶心土，滤取汁，煮诸药，慢火久煮，煮3次，分2次于食前服用。

【方十二】天花粉、干地黄各60g，干葛根、麦门冬、五味子各3g，甘草1.5g，粳米10g，共煮作粥，每日1剂。

【方十三】公鸡1只（约1000g），芡实、白扁豆、益智仁、薏苡仁各30g。药填入鸡腔内,炖汤服食。每2日1剂,服3~5次后,改每10日1剂。

本方尤其适用于老年糖尿病患者。

【方十四】玉米500g,分4次煮粥,只饮其煎液,不吃玉米。

【方十五】炒苍术20~40g,炒白术15~30g,怀山药30~50g,生地黄20~40g,熟地黄15~30g,人参15~30g,北沙参30~40g,玉竹20~40g,五味子15~25g,桑螵蛸10~15g。水煎服,每日2次,每日1剂。

【方十六】人参5g,知母10g,生石膏30g,黄连、阿胶各9g,白芍15g,天花粉9g,山药、黄精、蒸首乌各15g,麦门冬、地骨皮各9g,鸡子黄2枚。水煎服,每日1剂,分2次服。

【方十七】韭菜(用韭黄效果更好)100~150g,蛤蜊肉150~200g,加水适量煮熟,可加调味服食,亦可佐膳。

【方十八】黄芪40g,生地黄30g,天花粉25g,黄精、生石膏各30g。水煎服,每日1剂,分2次服。

【方十九】石膏5g,知母2g,生地黄、党参各0.6g,炙甘草、玄参各1g,天花粉0.2g,黄连0.3g,粳米少许。制成粉剂,放阴凉处保存备用。每次取粉250mg,加盐酸二甲双胍40mg,混匀敷脐,上盖以药棉,外用胶布固封,每5~7天换药1次,每6次为1疗程。

本方为脐疗方,可降低血糖。

【方二十】干山药片45~60g(或鲜山药100~120g),粳米150g。山药切片,同粳米煮粥。四季可供早晚餐,温热服食。

【方二十一】新鲜胡萝卜适量，粳米250g。胡萝卜切碎，同粳米煮粥，早晚餐服食。

【方二十二】新鲜萝卜适量（约250g），粳米100g，将萝卜洗净切碎，同粳米煮粥。早晚餐温热服食。

【方二十三】葛根粉30g，粳米100g，煮粥，可供早晚或上下午点心，温热服食。

【方二十四】熟地黄、怀山药各50g，党参、覆盆子各15g，五味子、五倍子各3g。水煎内服，每天1剂。

【方二十五】天花粉15g，薯蓣10g，粳米30g，蜂蜜半匙。将天花粉、薯蓣快速洗净，滤干，打碎，备用。粳米洗净，同天花粉、薯蓣一起倒入小钢精锅内，加冷水3大碗，旺火烧开，煮20分钟，离火，加蜂蜜，拌匀。做早餐或当点心吃，每日2次，每次1碗，当天吃完，2个月为1疗程。

【方二十六】葛根30g，红枣10个，绿豆50g。将葛根快速洗净，滤干，把红枣用温水浸泡片刻，洗净，与葛根一起倒入小砂锅内煎汤，再用冷水两大碗半，用小火煎半小时，离火，滤出汁水，取出红枣，弃葛根渣。绿豆洗净后，倒入有红枣药汁的小砂锅内，用小火慢炖40分钟至1小时，离火。淡食，每日2次，每次1碗，当天吃完。

本方来自《常见慢性病食物疗养法》，常食不仅能降低血糖，且能降低血压，尤适用于糖尿病之"中消证"患者。

【方二十七】天门冬、麦冬各10g，粳米100g。将天门冬、麦冬煎取汁，与粳米煮成粥，早晚供餐用。

【方二十八】猪肝 500g，白蜜 30g，面粉 250g。将猪肝洗净，入锅煮熟取汤，加白蜜、面粉，熬香，和匀。日服 2～3 次。

【方二十九】鲜地黄 50g（可用生地黄代），酸枣仁 30g，粳米 100g。将地黄、酸枣仁水煎滤汁，以汁煮粳米做粥，随意服用。

【方三十】鲜菠菜根 50g，鸡内金 10g，大米 50g。将菠菜根洗净，切碎，加水同鸡内金共煮 30～40 分钟，下大米煮成烂粥。每日 2 次，连菜与粥服食。

【方三十一】泥鳅 10 条，干荷叶 3 张。将泥鳅阴干，去头尾，烧灰，碾为细末，与干荷叶（研末）同等量。每服 10g，遇口渴时再服，服时用凉开水送下，每日 3 次，以不思水为止。

【方三十二】糯米爆成"米花"50g，桑根白皮 50g。水煎，每日服 2 次。

【方三十三】人参 6g，鸡蛋清 1 枚。将人参研末与蛋清调匀，1 次服下，每日 1 次，10 日为 1 疗程。

【方三十四】玉米粒 500g，加水煮至玉米粒开花，分 4 次吃，每天喝 1 碗。

【方三十五】生黄芪、生地黄各 30g，苍术 15g，人参 30g，葛根 15g，丹参 30g。每日 1 剂，水煎分温服用。

本方为协和医院名老中医祝谌予经验方，为降糖方，经药理研究证明，方中的 6 味药物均为降糖药物。

【方三十六】山药、生地黄各 30g，玉竹 15g，石斛 25g，沙苑 25g，蒺藜 25g，知母 20g，附子 6g，肉桂 5g，红花 10g。水煎服，每日服 2 次，早饭前、晚饭后 30 分钟温服，猪胰切成小块生吞。

服药期间，停服一切与本病有关的中医药物。本方为吉林名老中医任继学治疗糖尿病临床有效方。

【方三十七】地锦草、地骨皮各15g，南沙参12g，麦冬10g，石膏30g(先煎)，知母10g，生地黄15g，僵蚕10g，青黛5g(包煎)，泽泻30g，苦参15g。先浸泡30分钟，再煎煮30分钟，每剂药煎2次，将2次煎出的药液混合分2次服用。本方为汪履秋教授治疗非胰岛素依赖型糖尿病的有效方。

【方三十八】嫩笋、酱油、盐各适量。将嫩笋削皮切成长方片，用酱油浸泡一下即捞出，锅内放入植物油烧至八成热，下笋片煎炸成黄色即可。佐餐食用。

【方三十九】兔肉100g，面粉250g，鸡蛋1只，豆粉适量，盐少许，味精、葱适量。

将兔宰杀，剥皮，去内脏，兔肉剁成肉末，放入豆粉、味精、葱、鸡蛋、食盐，调匀。以此为馅，用面皮包成馄饨。在锅内加水适量，置武火上烧开，将生馄饨放入锅内煮开后，3分钟即成。

本方补中益气，凉血解毒，适用于消渴羸瘦之糖尿病患者。

【方四十】活鹅1只，葱150g，盐9g，蜜、酒、花椒末少许。将鹅宰杀，热水煺毛，剖腹去内脏，洗净后，用盐擦鹅腹内。葱去须洗净，加花椒末塞入鹅腹中，以满为度。蜂蜜拌酒成稠汁状，涂遍鹅身，鹅盛于大容器中，密封使不透气。锅内放酒和水1大碗，将鹅上笼蒸之，小火慢慢蒸至肉烂，中间将鹅翻一次身。

本方补虚益气，和胃止渴，适用于糖尿病症见体虚羸瘦，气虚之气短、乏力等。

【方四十一】兔肉 300g，蘑菇丝、冬菇丝各 80g，蛋清 1 个、味精、精盐、酱油、白糖、肉汤、淀粉、料酒、胡椒粉、麻油、葱丝、猪油、生油适量。兔肉洗净切成丝，盛入碗内，加蛋清、淀粉、料酒、酱油拌匀。烧热锅放入生油，油热至五成时，将兔肉丝下锅推散泡至熟，捞出沥干油。原锅内投入蘑菇丝、冬菇丝、姜煸透后，烹入料酒，加入肉汤、味精、盐、酱油、白糖、胡椒粉、麻油、兔肉，待滚烧后，用水淀粉勾稀芡，加入少许猪油推匀，撒上葱丝盛入盆内即成。

兔肉性味甘凉，具有补中益气、止渴健脾、凉血解毒之功效。兔肉含蛋白质达 21.2%，高于牛肉、羊肉和猪肉，为完全蛋白质食品。蘑菇有益肠胃、化痰理气等功用。合用之，则具有补中益气、健脾化痰等功效，适合中气虚弱病人食用。糖尿病及肺结核病人可做辅助饮食，健康人食之能健脾胃。

第十七节　药物熏洗治疗糖尿病

传统中医药外治法治疗疾病有着独特的优势。药浴是在中医理论指导下，选配一定的中草药，经过加工制成中药浴液，进行全身沐浴或局部浸浴的外治方法。药物熏洗治疗糖尿病，尤其是糖尿病周围神经病变、糖尿病下肢血管病变等疗效好。其作用机制为药物通过皮肤的渗透直达病灶，改善局部血液循环及神经传导，使上下肢麻木、疼痛、发凉等症状缓解。

药浴具有调理气血、疏通经络、防病治病、美容美肤、强身保健的作用。药浴中药的有效成分通过皮肤、黏膜进入体内发挥作用，减少药物对消化道的刺激，减轻肝脏、肾脏的负担，且局部组织的药物有效浓度显著高于其他部位，因此药浴是一种独特有效的给药途径。中药经加工炮制后，毒副作用明显降低，加上中药浴液的浓度低于口服药液的浓度，一般对人体无明显副作用。

糖尿病患者在药浴时，要注意以下事项：

对糖尿病患者来说，药浴最重要的一点是控制好水温。由于患者可能伴有肢端神经病变，出现感觉障碍和感觉异常，因此避免烫伤是药浴的前提。水温以 30～40℃为宜，必要时用温度计测量温度。

糖尿病下肢血管病变患者要根据症状和部位的不同，来决定药液的多少，要特别注意药液的温度不能过热，以免造成烫伤，也不可太凉，以免引起不良刺激。

皮肤干燥的中老年人要注意体内水分平衡。洗浴前，最好先喝一杯水，这样有利于新陈代谢，以免在洗浴时脱水。

洗浴时注意保暖，避免受寒、吹风，洗浴完毕后立即擦干皮肤。注意保暖、避风。

空腹洗浴，容易发生低血糖。饱食后洗浴，体表血管受热水刺激而扩张，胃肠道血量供应减少，会使消化器官功能降低，从而影响食物的消化吸收。因此，糖尿病患者饭前、饭后 30 分钟内不宜洗浴。

洗浴时，如果发现药物过敏的现象，应立即停止洗浴。

根据治疗的目的不同，药浴可以分为全身沐浴、头面浴、目浴、手足浴、坐浴和局部浸浴等。具体应用时需要根据具体病症、体质强弱、辨病或辨证的情况选取适当的药浴方。

1. 玉肤散

处方：绿豆 250g　　滑石 6g　　白芷 6g　　白附子 6g

功效：润肤荣肌，清热祛风。

应用：本方适用于糖尿病肌肤瘙痒、皮肤溢脂、皮肤粗糙皲裂等。将上药共研为细末，每日取 10g 左右，加热水 100mL，待温度适宜后洗浴局部，每 10 天为 1 个疗程，可以连续应用。

2. 防风汤

处方：防风 90g　　益母草 90g　　苦参 90g　　白蒺藜 150g
　　　荆芥穗 60g　　蔓荆子 60g　　枳壳 60g

功效：清热止痒，凉血祛风。

应用：本方为瘙痒洗方，对慢性瘙痒性皮肤病有较好的治疗作用。糖尿病引起的皮肤瘙痒、皮肤干燥均可使用本方。将上药捣碎过筛备用。每次用 90g，加水 3000mL，煎煮 20 分钟后，去渣，待药液温度适宜时浸洗患处或淋浴全身。

3. 沐浴方

处方：谷精草 36g　　茵陈 36g　　石决明 36g　　桑枝 36g
　　　白菊花 36g　　木瓜 45g　　桑叶 45g　　青皮 45g

功效：清热利湿，解毒止痒。

应用：本方可防治多种皮肤病。对糖尿病引起的皮肤瘙痒、细菌性皮肤病等病症，有明显的抑菌解毒作用。上药打为粗渣，用纱布袋将药渣装起来，加水3000mL，煮沸10分钟，待温度适宜时沐浴。

4. 菊花祛风汤

处方：桑叶30g　　野菊花15g　　栀子10g　　独活6g
　　　天麻6g　　薄荷30g

功效：散风清热，疏经通络。

应用：本方对糖尿病合并下肢皮肤感染性病变有一定的作用。使用时，将上药加水1000mL，先煮沸15分钟，去渣取药液待温度适宜时洗浴双下肢，一般每日1次，每次洗浴20分钟。

5. 紫草洗方

处方：紫草30g　　茜草15g　　白芷15g　　赤芍15g
　　　苏木15g　　红花15g　　厚朴15g　　丝瓜络15g
　　　木通15g

功效：行气活血，化瘀通络。

应用：本方可治疗气滞血瘀引起的皮肤斑块、色素沉着，神经病变引起的肢体麻木，末梢血液循环不好引起四肢不温等症。将上药加水3000mL，煮沸15～20分钟，待温度适宜时，洗浴全身或洗浴肢体。

6. 温经散寒洗剂

处方：附子30g　　干姜30g　　桂枝30g　　当归30g
　　　花椒30g　　赤芍30g　　细辛30g　　麻黄30g
　　　红花30g　　毛皮树根120g

功效：温经散寒，活血止痛。

应用：本方具有散寒化瘀的功效，是治疗脉管炎的有效药浴方。糖尿病造成的小血管病变引起的肢端血液循环阻滞、脉络闭塞、局部缺血性脉管炎均可应用本方。将上药装入纱布袋放入锅中，加水 3000mL 煎汤，去渣，洗浴患处。每日 2 次，每剂药可以使用 2～3 天。

7. 浅静脉炎洗剂

处方：苏木 30g　　红花 15g　　银花 30g　　蒲公英 30g
　　　芒硝 15g　　当归 30g　　胡葱 30g　　桑枝 30g
　　　乳香 15g　　醋没药 15g

功效：活血化瘀，消肿止痛。

应用：本方可以治疗血栓性静脉炎，对糖尿病引起的静脉炎及周围血管病变也有治疗作用。将上药研为细末，加水 2500mL，煎水，去渣，用温药液浸泡患处。每日 1～2 次，每次 30 分钟。

第十八节　药贴肚脐治糖尿病

【方一】生地黄、黄芪、丹参、鬼箭羽、肉桂、云南白药各 10g，阿司匹林 5g，上药共为细末，装瓶待用。

用法：将肚脐洗净，取药末加入 1～2 支能量合剂和匀，调成糊状，敷于脐中，用麝香虎骨膏覆盖，每天换药一次，10 天为一疗程。坚持用药 3～12 个疗程。

效果：许多患者 3 个疗程后即取得满意效果，少数人经用 12 个疗程才取得较好效果。如 12 个疗程还不能起效可放弃该疗法。

【方二】石膏 5g，知母 2g，生地黄、党参各 0.6g，炙甘草、玄参各 1g，天花粉 0.2g，黄连 0.3g，粳米少许，共为细末备用。

用法：用温湿毛巾擦净肚脐，取药末 250mg 与盐酸二甲双胍 40mg 混匀，敷于肚脐，盖上药棉，胶布固定。每 5～7 天换药一次，6 次为一疗程，一般 3 个疗程即可获得满意效果。

第十九节　消渴兼证疖、痈及其中医治疗

糖尿病人由于糖代谢紊乱和血管神经病变等因素，减低了白细胞趋化、吞噬功能，降低了皮肤防卫机制，合并皮肤感染的发生率高且病情严重，约 20% 患者曾有皮肤化脓性感染。临床上以细菌、真菌和病毒感染居多，如金黄色葡萄球菌感染引起的毛囊炎、痈、疖，溶血性链球菌感染引起的丹毒，真菌感染引起的外阴炎、龟头炎、甲沟炎、手足癣，水痘带状疱疹病毒感染引起的带状疱疹等。下面重点介绍糖尿病患者由于细菌引起的皮肤感染。糖尿病患者易患疖、痈等化脓性感染的机制尚不完全清楚，可能与高血糖引起的皮肤代谢异常、营养障碍及防御功能和组织修复能力降低有关。加之皮肤组织含糖量增高，抑制白细胞吞噬能力，有利于细菌等微生物生长繁殖等因素均诱发和参与了皮肤感染性疾病的发生。

一、中医对糖尿病皮肤感染的认识

糖尿病合并皮肤感染相当于中医学消渴兼证之疖、痈、疽等类,隋代《诸病源候论·消渴候》记载"其病变多发痈疽",《儒门事亲·三消论》指出"夫消渴者,多变疮癣、痤痱之类"。中医认为本病的主要病机是消渴气阴两虚,燥热内积,热毒壅滞皮肤而成疖疮;久则气血虚弱,络脉瘀阻,蕴毒成脓而发痈疽,常表现为成脓后久不溃破或溃后难愈,肉芽苍白生长缓慢。虽然疖、痈病症表现不同,但病因病机有特定的共性,热蕴瘀阻是致病的根本,如《诸病源候论》记载:"渴利者……多发痈疽,以其内热,小便利故也。"《外台秘要》指出:"小便利,则津液竭,津液竭则经络涩,经络涩则营卫不行,营卫不行则热气留滞,故成痈脓也。"《圣济总录·卷第五十八·消渴门》明确指出:"消渴者……久不治,则经络壅涩,留于肌肉,变为痈疽。"因糖尿病患者合并皮肤感染具有反复发作、迁延难愈的特点,易诱发脏器感染,故历代医家都提出要积极防治疖、痈等消渴变证,如《千金方》指出:"消渴之人,愈与未愈,常须虑有大痈……当备痈药以防之。"

二、中医辨证分期治疗

1. 初期

证候:金黄色葡萄球菌是主要致病菌,临床表现为疖肿等,可发生于全身各部位。如疖好发于颜面、头部及臀等处,初起为豆大红结,渐增大成坚硬结节,有灼痛和压痛,可伴见口干口苦、畏热喜饮等症。舌质红或暗红，舌苔黄、少津，脉细或细数。

证候分析：初期多属于热毒内盛，消渴阴虚燥热，脉络瘀阻，热郁肌肤而成疖肿，故见红结灼痛；阴虚内热，津血耗伤，不能上承，故见口干口苦、畏热喜饮；舌质红或红暗、舌苔黄少津，脉细或细数为阴虚内热血瘀的征象。

治法：清热解毒，滋阴活血。

处方：黄连解毒汤或五味消毒饮加减

黄连 10g	黄芩 10g	黄柏 10g	栀子 10g
金银花 15g	野菊花 10g	蒲公英 10g	紫花地丁 10g
天葵子 10g	生地黄 30g	桃仁 10g	红花 10g

加减：热毒重者可加连翘 15g，半支莲 15g，清热解毒；阴虚内热明显可加牡丹皮 10g，知母 10g，清热益阴；肿痛盛可加丹参 30g，葛根 30g，活血止痛；气血虚弱可加当归 10g，西洋参 10g，益气养血。

2. 中期

证候：中期热毒仍重，临床表现为疖痛、痈肿为主，痈的炎症范围比疖广泛，可出现多个脓栓，局部红肿热胀、内已成脓，疼痛剧烈，可伴发热、乏力、全身不适、附近淋巴结肿大等全身症状。舌质红或红暗，舌苔黄，脉数或滑数。

证候分析：郁热内结，气血壅滞，久则蕴毒成脓、熏蒸肌肤而发痈肿，故局部红肿热胀、疼痛剧烈，伴发热、淋巴结肿大。血肉腐败，酝酿成脓，但正虚无力托毒外透，故见脓成未溃，伴乏力、全身不适。舌质红或红暗、舌苔黄，脉数或滑数为热毒壅滞的征象。

治法：托脓解毒，益气养阴。

处方：透脓散合四妙勇安汤加减

黄芪 10g   穿山甲 10g   川芎 10g   当归 10g

皂角刺 6g   金银花 30g   玄参 15g   甘草 6g

加减：疼痛明显、脓肿已成未溃者可加青皮 10g，白芷 10g，行气活血排脓止痛；气血亏虚、无力托脓者可加人参 15g，白术 10g，益气健脾，扶正托毒；瘀阻肿胀明显可加桃仁 10g，红花 10g，泽泻 10g，活血化瘀祛湿。

3. 后期

证候：后期热毒将尽，气血不足，临床表现为疖痈脓溃后久不愈合，肉芽苍白生长缓慢，甚则发展成痈疽，疮口溃烂黑腐、痛不可忍。可伴见乏力倦怠，面色苍白或萎黄，四末麻冷，食欲减退等症。舌质淡暗或暗红，舌苔薄白，脉细弱或兼数。

证候分析：病至后期，热毒势减，但络脉瘀阻，正气虚弱，阴血亏耗，故脓溃久不愈合，甚则成痈疽顽症；久病失治，气血两虚，故见乏力倦怠、面色苍白、纳呆；脉络瘀阻，阳气虚衰，不能达于四末，故见四末麻冷，甚则脱疽。舌质淡暗或暗红，舌苔薄白，脉细弱或兼数。

治法：益气养血为主，清解余毒为辅。

方剂：八珍汤加清营汤加减

当归 10g   川芎 10g   白芍 10g   熟地黄 15g

党参 10g   白术 10g   茯苓 15g   甘草 6g

玄参 10g　　　麦冬 10g　　　丹参 10g　　　黄连 4g

金银花 10g　　连翘 10g

加减：气血亏虚、疮口难愈者可加黄芪 30g 补气生肌；四末麻冷疼痛明显者可加桂枝 10g，桃仁 10g，红花 10g，温经活血通络；气血虚弱、食欲不振者可加陈皮 10g，茯苓 15g，健脾行气助运化。

三、外治法

中医治疗可根据临床不同证型选用不同的外治药物，早期以化腐为主，后期以生肌为重；无溃烂者可用外洗法，若已溃烂者则务必注意外用药的消毒，以防继发感染。

1. 金黄散

由姜黄、大黄、天花粉、黄柏、苍术、厚朴、陈皮、甘草、白芷、生天南星组成。红肿热痛者用清茶调敷，漫肿无头者用醋或酒调敷，适量。适用于初期热毒内盛者。

2. 阳和解凝膏

由鲜牛蒡草、鲜凤仙、透骨草、生川乌、桂枝、大黄、当归、生草乌、地龙、生附子、僵蚕、赤芍、白芷、白蔹、白及、川芎、续断、防风、荆芥、五灵脂、木香、香橼、陈皮、肉桂、乳香、没药、苏合香、麝香组成。加温软化，贴于患处，每用按患处大小选用净重 1.5g、3g、6g 或 9g 膏 1 张。适用于阴疽初起、多发痈肿未溃者。

3. 外洗方

本病病机是消渴燥热内结、毒蕴瘀阻，其中瘀阻是致病的根本，治疗多选用桃仁、红花、赤芍、丹参、川芎、当归等活血药，有扩张血管、改善微循环、抗血栓形成的作用。上方每药各10～15g，煎水外洗或浸泡手足，每天2～3次，注意水温不宜过热。用于血瘀阻络明显者。

四、针灸

针灸治疗以清热解毒、补肾滋阴为主，可通过经穴配伍和针刺手法起到调和气血、扶正祛邪、疏通经络的作用，且针刺治疗本病镇痛效果明显。常用疖、痈局部穴位为主，配穴多取曲池、合谷、外关、大椎、足三里、丰隆、太冲、太溪等。采用局部浅刺或放血方法，留针15～30分钟。注意严格按照无菌操作程序，以防继发感染。

五、预防康复和中医治疗定位

糖尿病皮肤感染与长期血糖控制不良及血管、神经病变等因素有关，故积极控制血糖、改善微循环，是预防本病的关键。一旦发生皮肤感染性病变，可采用中西医结合治疗，积极严格控制血糖，局部外敷消炎，脓肿形成局限后切开引流，根据细菌培养和药敏试验及时选择有效、合适的抗生素治疗，必要时静脉给药。中医治疗内外治相结合，中医中药在提高机体免疫力、促进创面愈合方面具有明显优势。另外，平时要注意保持皮肤清洁，瘙痒切忌搔抓，尽量避免皮肤破损。